L'acouphène dans tous ses états

© L'HARMATTAN, 2010
5-7, rue de l'École-Polytechnique ; 75005 Paris

http://www.librairieharmattan.com
diffusion.harmattan@wanadoo.fr
harmattan1@wanadoo.fr

ISBN : 978-2-296-11806-5
EAN : 9782296118065

Anne-Marie Piffaut

# L'acouphène dans tous ses états

L'HARMATTAN

« Le Code de la propriété intellectuelle interdit les copies ou reproductions destinées à une utilisation collective. Toute représentation ou reproduction intégrale ou partielle faite par quelque procédé que se soit, sans le consentement de l'auteur ou de ses ayant droits est illicite et constitue une contrefaçon, aux termes des articles L.335-2 et suivants du Code de la propriété intellectuelle» © (Anne-Marie Piffaut)


Pour plus de lisibilité, la liste des acronymes se situe dans l'index en fin d'ouvrage.

# L'AUTEUR

- Docteur en Médecine
- Spécialiste en oto-rhino-laryngologie. Elle a opéré jusqu'en 1995
- DU d'audiophonologie
- Compétence en Phoniatrie[1]
- Formée à la victimologie
- DU de Réparation Juridique du dommage corporel
- DU de Sexologie Médicale auteur d'un travail sur « l'ORL, la Phoniatrie et la sexualité »
- Formée à l'analyse transactionnelle en individuel ou en groupe
- DU thérapies comportementales et cognitives et aux techniques d'affirmation de soi en individuel et en groupe
- Formée à l'hypnose Ericksonienne et à la Mindfulness
- DU de Psychosomatique Intégrative (Paris)
- Praticien EMDR Europe.

---

[1] Le Phoniatre est formé à la psychosomatique. Il est spécialiste de la communication verbale et non verbale. Il réalise des bilans et des rééducations pour les enfants et les adultes souffrant de troubles de la voix, de l'articulation, de la parole et du langage.

# AVERTISSEMENT

Ce livre est le témoignage de mon expérience professionnelle médicale, chirurgicale et psychosomatique en tant qu'Oto-rhino-laryngologiste et Phoniatre de 1980 à 2009.

Il ne s'agit pas d'une méthode. Les propos n'engagent que moi. Au fil du temps, le discours de mes patients m'a interpellée. De ce fait, je me suis formée dans plusieurs écoles de psychothérapie et de psychosomatique et à l'université dans ce même cadre.

Ma pratique intègre en complémentarité les données de tous ces enseignements. Aucune de ces pratiques ne peut se prévaloir d'être supérieure à une autre. Chacune, du fait même de cette **intégration,** a sa place à un moment T de la prise en charge.

Des psychiatres m'adressent leurs patients ainsi que des psychothérapeutes, des confrères chirurgiens ORL, des médecins généralistes, des kinésithérapeutes, des orthophonistes et des audioprothésistes.
Je n'ai pas l'expérience des cancers et des psychoses dont les origines sont trop complexes pour faire l'objet de cet ouvrage.

Les témoignages qui viennent éclairer ces propos sont des histoires réelles. Tout a été mis en œuvre pour que les personnes ne soient pas reconnues. Seul ce qui est nécessaire à la compréhension a été maintenu. Toute ressemblance est donc fortuite. Chaque personne est unique, mais beaucoup d'histoires se ressemblent.

L'étude porte sur plus de 2600 dossiers suivis en psychothérapie. Elle concerne les acouphènes, les vertiges, l'hyperacousie, les surdités brusques et fluctuantes, et les autres troubles ORL et phoniatriques chroniques. Sont associés, les troubles de l'attention, de la concentration et du sommeil.

Cet ouvrage aborde uniquement le sujet des acouphènes.

D'autres suivront, le suivant concernera « L'oreille dans tous ses états ».

# TABLE DES MATIERES

A QUI CE LIVRE EST-IL DESTINE ? ...................................................13

PRESENTATIONS ................................................................21
L'acouphène : illusion ............................................................23
Les trois oreilles et leurs fonctionnements ........................27
L'incidence des sons sur le comportement ....................33
Le système nerveux autonome ...............................................33
De quoi avez-vous besoin ? ...................................................40
Les patients ...............................................................................46
Les soignants ...........................................................................55

CE QUI ORIENTE VERS UN TROUBLE PSYCHOSOMATIQUE........... 63
Les critères ...............................................................................65
Le cadre de la consultation psychosomatique .....................77

LES PREMIERES CONSULTATIONS.................................................... 83
Place de la maladie dans la vie du sujet ?........................... 85
L'analyse fonctionnelle .......................................................88
Le contrat...................................................................................97
Les circonstances de survenue du symptôme ......................98
Les manifestations émotionnelles des sentiments ............108
Langages verbal et non verbal .........................................120
Les rêves ................................................................................ 121

LE STRESS ................................................................................ 127
Les facteurs de stress ...........................................................129
Le stress post-traumatique ................................................130
Le burnout ...............................................................................135

| | |
|---|---|
| **LES TRAITEMENTS** | 139 |
| Le traitement commence dès la prise de RDV | 141 |
| Témoignage | 141 |
| Traitements pharmacologiques | 143 |
| A la recherche des besoins | 146 |
| A la recherche des ressources | 147 |
| L'entretien de la santé | 152 |
| Les psychothérapies | 155 |
| - Analyse transactionnelle | 159 |
| - Thérapies comportementales et cognitives | 161 |
| - Affirmation de soi | 164 |
| - Hypnose éricksonienne | 170 |
| - Mindfulness | 174 |
| - EMDR[2] | 175 |
| - La psychogénéalogie | 193 |
| L'ultime étape de la réussite | 199 |
| **SYNTHESE, REFLEXIONS ET AUTRES HISTOIRES** | 201 |
| **CONCLUSION** | 223 |
| **REMERCIEMENTS** | 229 |
| **INDEX** | 231 |
| **BIBLIOGRAPHIE** | 237 |

---

[2] EMDR : Eye Movement Desensitization and Reprocessing

# A QUI CE LIVRE EST-IL DESTINE ?

Ce livre **vous** est destiné si :

- Vous souffrez d'acouphènes
- Vous avez déjà été suivi par un spécialiste ORL qui a réalisé tous les examens spécifiques à la prise en charge des acouphènes
- Vous vous plaignez encore de vos acouphènes malgré toute la panoplie de traitements déjà proposés par les praticiens otologistes médicaux et paramédicaux.
- et si vous vous entendez dire :

> *Il n'y a rien à faire.*
> *Il faut vous habituer !*
> *Vous devez vivre avec ...*
> *Vous les garderez toute votre vie !*

Vous vous sentez désespéré, ce qui est normal.

**Sachez qu'il existe des possibilités de traitements.**

Peut-être avez-vous besoin d'être écouté ? Peut être avez-vous besoin d'explications ?

Les termes choisis dans cet ouvrage ont cherché à donner une fluidité à la lecture et une accessibilité favorisant la compréhension.

*Ce qui est connu :*

Les symptômes manifestés peuvent être la cause de l'anxiété et de la dépression. S'ils sont nécessaires dans certains cas, les anxiolytiques et les antidépresseurs ne sont pas sans effets indésirables. Il arrive même qu'ils provoquent ce que l'on voudrait éviter c'est-à-dire les acouphènes.

La sophrologie et les méthodes de relaxation datent des années 60. Bien qu'elles apportent un certain confort, elles ne sont pas suffisantes quand la personne a vécu de graves traumatismes.

L'hypnose Ericksonienne est utile dans les cas **peu** invalidants. Elle est efficace non seulement sur la perception de l'acouphène mais aussi sur les symptômes associés comme les troubles de la concentration et les troubles du sommeil. Toute psychothérapie nécessite la participation du sujet. Le psychothérapeute doit connaître son patient et doit aussi être capable de le traiter autrement, l'hypnose agissant en complément d'une formation sérieuse en psychothérapie. C'est pourquoi elle ne sera pas pratiquée d'emblée dès la première consultation.

*Ce qui est mal connu :*

*Les acouphènes ont pour cause des facteurs de stress.*
Les symptômes manifestés peuvent être :
- non seulement la **cause** de l'anxiété et de la dépression
- mais aussi la **conséquence** de l'anxiété et de la dépression consécutives à une somme de facteurs de stress[3].
- L'association (cause et conséquence) est toujours possible : un train peut en cacher un autre.

Dès la première consultation de psychosomatique, il sera demandé aux patients de répertorier les facteurs de stress. Il peut s'agir de ceux figurant dans la liste en fin d'ouvrage, mais aussi des situations les plus difficiles que le sujet ait

---

[3] Voir le tableau indicatif de facteurs de stress, placé dans l'index en fin d'ouvrage

vécues qu'elles relèvent ou non du stress post-traumatique. Pour plus de clarté un chapitre est réservé à ce sujet.

En général j'utilise :

- **les Thérapies Comportementales et Cognitives (TCC) et l'Analyse Transactionnelle (AT)** de façon intégrative pour traiter les troubles anxieux, l'agoraphobie et la dépression. Ce sont des thérapies de changement. Des traitements à visée neurotrope [4] peuvent êtres conseillés en association.
- **Les Techniques d'Affirmation de Soi** qui permettent de traiter les troubles de l'assertivité[5] rencontrés dans les phobies sociales et la gestion des conflits. Elles apportent au fil du temps, une meilleure estime de soi. Elles ont pour conséquence le traitement des manifestations physiques (symptômes) de l'anxiété et de la dépression. Elles améliorent la confiance en soi et les relations avec les autres. Très souvent les patients « regrettent de ne pas avoir connu ça plus tôt ! ». Elles rendent leur vie plus douce. Après quoi les acouphènes passent au second plan
- **L'EMDR** si des situations de stress intense provoquent encore des émotions lorsqu'elles sont évoquées en séances.

Le but est de diminuer et même de faire disparaître totalement le ressenti des difficultés perçues par le sujet. L'acouphène peut être considéré comme une manifestation émotionnelle. Cette dernière va disparaître quand le patient aura appris à gérer ses conflits non seulement externes avec son entourage mais aussi internes. L'analyse transactionnelle

---

[4] Neurotrope se fixant et ayant une action sur le système nerveux central.
[5] Assertivité : capacité à s'exprimer et à faire valoir ses droits sans empiéter sur ceux des autres (S'affirmer)

revêt toute son importance. L'harmonisation des Etats du moi est l'ultime étape de la régularisation des conflits internes. L'EMDR vient parfaire le résultat quand les traumatismes sont trop intenses.

Je ne pratique pas les *thérapies d'habituation aux sons* (THA)[6] telles qu'elles sont exploitées dans la TRT[7]. Je les qualifierais plutôt de techniques d'habituation aux sons. Le terme de thérapie peut prêter à confusion. Il ne s'agit pas d'une prise en charge de la personne dans sa globalité. J'ai pu constater que tant que les conflits ne sont pas traités, les manifestations physiques des émotions engendrées persistent et évoluent dans le temps passant à la chronicité qui - de fonctionnelle au départ- peut s'aggraver et devenir organique.

Par exemple pour la maladie de Menière, l'hyperpression des liquides à l'intérieur de l'oreille interne va provoquer une souffrance réversible des cellules ciliées. Si l'on ne tient pas compte des **causes psychologiques**, les crises vont se répéter. De crise en crise, une destruction des cellules va provoquer une surdité irréversible. La surdité va donc devenir chronique en lien avec des lésions organiques alors qu'au départ elle n'était que fonctionnelle. Le traitement des causes par le biais de la psychothérapie est donc essentiel.

Il en est de même pour les acouphènes.

1) Le bruit physiologique est fabriqué par les cellules nerveuses de l'audition. Si les causes psychologiques de la « non tolérance » puis de « l'inadaptation » à ce

---

[6] THA : Thérapie d'habituation à l'acouphène. L'habituation est un phénomène consistant en la diminution puis en la disparition d'une réaction à un stimulus qui se répète.

[7] TRT : Tinnitus Retraining Therapy

bruit normal, ne sont pas prises en compte, la perception de l'acouphène évoluera vers plus d'intolérance, vers l'anxiété majorant le trouble et vers un sentiment d'impuissance faisant le lit de la dépression.
2) Ces bruits internes seront mémorisés (donc retrouvés à volonté).
3) Pour peu que les cellules ciliées soient détruites, l'absence d'influx va être corrigée au niveau de l'aire sensorielle auditive par des cellules nerveuses voisines des cellules non sollicitées, créant alors un bruit anormal chronique. Comme pour la douleur, si les sujets ne sont pas pris en charge assez tôt, ils vont fonder la croyance à priori fausse qu'ils sont incapables de s'adapter.

> Ce n'est pas tant l'acouphène qui est gênant que l'idée qu'on s'en fait !

4) Il arrive que des patients ne modifient pas leurs croyances.

Dans ce cas je cherche avec eux quels sont les avantages et les inconvénients à garder « le problème ». Le travail sera surtout cognitif. Quand tout ira mieux dans leur vie, les acouphènes passeront au second plan. L'EMDR conduisant à une désensibilisation et à une restructuration est une aide précieuse.

*Les acouphènes récalcitrants peuvent avoir pour origine un stress post-traumatique*

Le stress post-traumatique est peu connu des praticiens et des patients eux-mêmes. Quand un traumatisme survient, les sujets se trouvent bloqués par les émotions et les souvenirs qui lui sont liés. Il existe différentes psychothérapies mais il semble que la thérapie par les mouvements alternés (EMDR), entraîne le déblocage du système nerveux et permette au cerveau de retraiter les expériences traumatiques. Il s'agit d'une thérapie de désensibilisation et de retraitement de l'information par les mouvements oculaires.

# PRESENTATIONS

L'audition est utile au repérage spatial, à l'identification des sons, à la reconnaissance des personnes caractérisées par leur timbre et leur registre vocal, à l'apprentissage musical et au développement du langage.
La fonction auditive est plus vaste. Elle tient compte de l'entretien de la santé des trois oreilles (externe, moyenne et interne) et des voies auditives périphériques et centrales, partant des cellules ciliées de l'organe de Corti et se dirigeant jusqu'au cortex.
Quelle est la place des acouphènes au sein de cette fonction ?

## L'acouphène : illusion

La définition la plus exacte consisterait à décrire l'acouphène comme une perception de sensations sonores en l'absence de tout stimulus extérieur. Il ne s'agit pas d'une hallucination sinon le sujet croirait qu'elle viendrait de l'extérieur.
Il s'agit plutôt d'une illusion : le sujet est conscient que la perception vient de l'intérieur de lui-même.

*L'acouphène est produit au niveau de l'organe de Corti périphérique.*

Un bruit de fond tout à fait naturel est produit par la cellule nerveuse sensorielle de l'audition. De là résulte la production d'un signal nerveux se propageant de la base des cellules sensorielles sur le trajet des fibres nerveuses des voies auditives périphériques et centrales. L'acouphène est toujours analysé et traité au niveau du système nerveux central, mais ce signal est interprété comme un bruit lorsqu'il atteint le cortex auditif. Sa perception reste sous corticale (non consciente) la plupart du temps et pour la plupart des personnes. Elle peut devenir consciente pour peu qu'on la recherche.

Ce bruit de fond émis par la cellule est le signe que l'oreille fonctionne bien. Il joue un rôle trophique d'entretien de la santé de la fonction auditive. En effet, imaginez une personne alitée quelques semaines à la suite d'un accident. Si le kinésithérapeute ne venait pas mobiliser ses jambes, les muscles s'atrophieraient par manque de stimulation. Imaginez une personne vivant dans le silence de façon prolongée. Si ce bruit n'était pas entretenu constamment au niveau de son oreille, une fois exposée à un milieu sonore, sa fonction auditive serait « atrophiée » par manque de stimulation. Cette personne serait déficiente auditive.

A l'état normal, c'est-à-dire, en dehors de toute pathologie auditive, qu'est-ce qui fait que la plupart des gens n'entendent pas ce bruit de fond constant et que d'autres ne le tolèrent pas ? On peut supposer que tout désordre anatomique ou physiologique de la fonction auditive peut être à l'origine d'une activité aberrante produite en un ou plusieurs endroits des voies auditives. Pourtant, les mesures d'intensité de l'acouphène montrent qu'il est faible, compris entre 7 et 15 dB. La question est de comprendre pourquoi un bruit pourtant minime est perçu de façon si désagréable par certains patients. Leurs témoignages en psychosomatique auraient tendance à montrer l'influence des facteurs de stress. Ces derniers augmenteraient l'excitabilité du sujet rendant intolérable la moindre stimulation. Le bruit physiologique normal émis par les cellules nerveuses deviendrait aux dires du sujet un symptôme intolérable. Il est alors intéressant de demander dans quel contexte socio-familial vivent ces sujets.

De quoi souffrent-ils par ailleurs ?
Les patients ont besoin d'être écoutés.
Ils ont aussi besoin d'informations.

> Quand les acouphènes surviennent en dehors de toute lésion cochléaire au sein de l'organe de Corti, ils seront plus faciles à traiter, d'autant que leur survenue est récente et que les liens avec des situations émotionnelles d'origine, sont facilement établis.

Vous comprendrez qu'il sera plus difficile de traiter les acouphènes si les cellules nerveuses sont souffrantes ou détruites et d'autant que les troubles se sont chronicisés.

Au bout d'un certain temps il est difficile cliniquement de savoir si c'est l'oreille périphérique ou le cortex auditif qui génère les bruits par compensation (la nature ayant horreur du vide).

*J'ai reçu plusieurs patients qui se disaient guéris en fin de thérapie. Les acouphènes avaient disparu. J'en ai vu revenir quelques uns quelques années plus tard, se plaignant de nouveau de leurs acouphènes. Ils s'exprimaient en ces termes « mes acouphènes sont revenus ».*

*J'ai enquêté de nouveau :*
- *Que s'est-il passé ?*

*L'une d'entre eux, Ghislaine a répondu :*
- *Je montais dans ma voiture et je me suis dit : « et mes acouphènes, que sont-ils devenus ? Vous me croirez si vous voulez, ils sont revenus !*
- *Je ne pense pas. Simplement si vous écoutez le fonctionnement de votre oreille, vous l'entendez. Le reste du temps vous n'y pensez pas. Quelle idée d'aller ainsi les rechercher ?*
- *Quand je suis venue vous voir la première fois c'était il y a un an.*
- *S'agirait-il du syndrome anniversaire[8] ?*

---

[8] Quand un événement émotionnel survient, il est mémorisé avec tout le cortège de signes physiques agréables ou désagréables associés qui ressurgissent de façon cyclique à la date anniversaire sans qu'aucun lien

*Rôle du bruit dans le déclenchement des acouphènes*

L'exposition aux bruits intenses favorise l'apparition des acouphènes avant même la surdité de perception. Pour les jeunes, le problème de la musique est récurrent. Aussi leur est-il conseillé de s'exposer en réglant leur walkman ou MP3 au minimum. L'environnement bruyant est toxique pour l'oreille interne et interfère sur l'état général ! L'intensité de l'exposition, mais aussi sa durée, son caractère imprévisible ou chronique jouent un rôle important dans l'émergence des troubles. Il suffit d'une exposition de deux heures à 100 dB pour déclencher un acouphène.

Les consultations réservées aux surdités professionnelles et aux acouphènes concernent les dentistes avec leurs turbines, les chauffeurs de camion, les menuisiers dans les scieries, les musiciens surtout en concert ou dans des groupes de hard rock, les ouvriers dans les filatures ou les militaires. Il est conseillé de se protéger des bruits intenses en portant un casque, des embouts moulés ou des bouchons.

*Rôle des mouvements et des perceptions kinesthésiques*

N'avez-vous jamais remarqué qu'en tournant la tête ou en la secouant à vive allure, les acouphènes augmentent ou diminuent ? Il en est de même si vous serrez très fort les mâchoires. Il ne faut pas confondre les craquements de l'articulation temporo-maxillaire avec les acouphènes.

---

ne soit obligatoirement établi. En recherchant les pensées automatiques situées juste au dessous du niveau de conscience , il est possible d'établir des liens.

Une équipe de chercheurs, S. E. Shore, S. Koehler, M. Oldakowski, L. F. Hughes et S. Syed[9] a montré *qu'au niveau du noyau cochléaire dorsal, lieu de transition des voies auditives, se logent des neurones multitâches qui traitent les signaux sensoriels d'autres parties du cerveau. Si la fonction auditive vient à défaillir, le système somato-sensoriel (kinesthésique) entre en jeu et peut surcompenser et induire des acouphènes.*

**Les trois oreilles et leurs fonctionnements**

Les causes ORL des acouphènes nécessitent pour leur diagnostic des connaissances en anatomie et physiologie, du conduit auditif externe jusqu'au cortex cérébral.

*L'anatomo-physiologie*

- *L'oreille externe* est constituée du pavillon, du conduit auditif externe et du tympan.

- *L'oreille moyenne* est constituée de la caisse du tympan contenant les trois osselets : le marteau, l'enclume et l'étrier et sa platine. Des petits muscles fixés sur le marteau et l'étrier viennent par leurs contractions bloquer la transmission des sons en présence de bruits intenses protégeant ainsi l'oreille interne. Leur fonctionnement est réflexe et fait l'objet de mesures lors d'une tympanométrie. L'oreille moyenne est ouverte sur le rhinopharynx par le biais de la trompe d'Eustache, véritable soupape régulant la pression à l'intérieur de l'oreille.

---

[9] Dorsal cochlear nucleus responses to somatosensory stimulation are enhanced after noise-induced hearing loss (p 155-168) S. E. Shore, S. Koehler, M. Oldakowski, L. F. Hughes, S. Syed

- *L'oreille interne* est composée de la cochlée (audition) et du vestibule (équilibration). Ils ont une même origine embryologique

Le labyrinthe **osseux** est une cavité constituée de deux parties : le vestibule et la cochlée (limaçon). Dans cette cavité osseuse emplie d'un liquide, la périlymphe, baigne le labyrinthe **membraneux**. Il a la forme d'un sac qui épouse approximativement la forme du labyrinthe osseux. Il est lui-même rempli d'un liquide, l'endolymphe, source de nombreux échanges ioniques.

Le canal cochléaire, le saccule, l'utricule et les canaux semi-circulaires contiennent respectivement les cellules nerveuses de l'audition et les cellules de l'équilibration baignant dans l'endolymphe.

Le liquide endolymphatique occupe la cavité interne du labyrinthe membraneux et le liquide périlymphatique, l'espace qui le sépare du labyrinthe osseux.

*Les cils se situant au pôle apical des cellules ciliées se déplacent en fonction des forces qui leur sont appliquées. Les cellules ciliées sensorielles de l'audition et de l'équilibration ont une structure semblable : ce sont des mécanorécepteurs.*

Quand un son vient solliciter le tympan, il est transmis de la chaîne des osselets jusqu'aux liquides de la cochlée provoquant une onde. Elle va mobiliser les cils situés au pôle apical de la cellule. Les mouvements des cils vont créer une modification biologique de l'équilibre interne de la cellule qui se transmettra à la base créant une dépolarisation. L'influx nerveux est ainsi fabriqué à la base des cellules ciliées. Il transmettra les informations concernant les sons, des cellules cochléo-vestibulaires jusqu'aux centres nerveux du cortex cérébral.

Les oto-émissions acoustiques sont des sons de faible intensité engendrés par l'oreille interne en absence de toutes stimulations auditives. Elles sont transmises par la chaîne des osselets (étrier, enclume, marteau) au tympan et émises dans le conduit auditif externe, où ils peuvent être enregistrés par un microphone miniaturisé. Découvertes en 1978 par le Britannique D. T. Kemp, les oto-émissions acoustiques ont permis de mieux comprendre le fonctionnement du système auditif périphérique.

Dans la cochlée se trouve l'organe de Corti qui est composé d'une plaque vascularisée, la membrane basilaire, nourrissant les cellules ciliées externes et internes de l'audition. Les cils des cellules ciliées externes sont libres et flottent dans le liquide endolymphatique. Ainsi peuvent-ils se mobiliser, provoquant **même en l'absence de sons**, des signaux sonores transmis aux voies auditives centrales.

> C'est pourquoi, toute personne entend des bruits dans le silence. Normalement, ils sont le signe d'un bon fonctionnement cellulaire au repos.

Une diminution du nombre des cellules ciliées externes va entraîner une diminution de la discrimination des fréquences. Le sujet entendra, mais ne comprendra pas. Les troubles de l'intelligibilité sont fréquents dans les surdités cochléaires et la presbyacousie.
Une atteinte des cellules ciliées internes va entraîner une diminution de la sensation d'intensité. Le sujet n'entendra pas.

*Les voies nerveuses de l'audition et de l'équilibration*

Elles définissent des connexions entre l'oreille et les différentes structures cérébrales :
- Les noyaux végétatifs bulbo-protubérantiels expliquent les vertiges, les nausées, les vomissements, les sueurs, les sensations de chaud ou de froid, les larmoiements associés
- Le cervelet
- Le système limbique et les noyaux de la base: thalamus, hypothalamus, amygdale, hippocampe, corps calleux
- Les cortex sensoriels et préfrontaux

Leur atteinte perturbe par exemple la coordination motrice, la mémoire, l'attention, les émotions et leur vécu. Toutes ces connexions pourraient expliquer le rôle du stress dans la survenue et l'évolution des acouphènes ainsi que les manifestations d'anxiété, les douleurs, les troubles du sommeil et la dépression associée.

La physiologie étudie non seulement les fonctionnements mécaniques, électro-physiologiques des différents organes ainsi que leurs relations avec les centres nerveux et le fonctionnement des différentes structures cérébrales, mais aussi les composants biochimiques. Les données de la physiologie débouchent en pratique sur la **pharmacologie.**

La mobilité des cils au pôle apical de la cellule sensorielle provoque une dépolarisation à la base des cellules ciliées de l'audition. La transmission des informations nerveuses nécessite la présence de **neuromédiateurs** chimiques au niveau des synapses[10], capables de propager l'influx nerveux jusqu'au cortex.

Si l'influx nerveux se propage grâce aux neuromédiateurs des cellules ciliées jusqu'au cortex, en retour de nombreux neuromédiateurs[11] participent au contrôle, du cortex jusqu'aux cellules ciliées internes et externes. Ce sont:
- L'acéthylcholine qui est le premier neuromédiateur identifié provenant des afférences centrales. Il est spécifique au système nerveux parasympathique.
- Le GABA[12] est un neuromédiateur inhibiteur présent sur les cellules ciliées internes et externes. Il a pour précurseur, le glutamate.
- La dopamine joue un rôle protecteur de la synapse entre la cellule ciliée interne et la fibre auditive.
- On trouve aussi des enképhalines et des peptides (dynorphines) et CGRP (*Calcitonine Gene Related Protein*).

## Physio-pathologie

*Le glutamate*

Des travaux récents montrent qu'un certain nombre d'acouphènes ont une origine commune : la toxicité liée au glutamate[13]. Un dérèglement de cette neurotransmission chimique se rencontre notamment après une ischémie locale. Il s'agit d'un défaut de vascularisation. L'apport sanguin en

---

[10] Synapse : zone de contact fonctionnelle établie entre deux cellules nerveuses (neurones), ou entre un neurone et une autre cellule (musculaire, glandulaire ou sensorielle).
[11] Le neuromédiateur est une substance chimique nécessaire au bon fonctionnement des cellules nerveuses et à la transmission de l'influx nerveux.
[12] L'acide gamma-amino-butyrique
[13] effectués dans l'Unité INSERM 583 de Montpellier par l'équipe du Pr Jean-Luc Puel,

oxygène est diminué, ce qui perturbe le fonctionnement des cellules nerveuses très sensibles à la pression sanguine en oxygène. C'est pourquoi le traitement consiste en la prescription de vasodilatateurs, certains vont conseiller une oxygénothérapie.
Le traumatisme sonore provoquerait aussi un dérèglement de la neurotransmission.
Le glutamate est un acide aminé neurotransmetteur servant aussi bien à la fabrication des protéines qu'à la transmission de l'influx nerveux. Transformé en L glutamine, il franchit la barrière hémato-encéphalique et sert de carburant pour le cerveau et entre autre, la cellule nerveuse de l'audition. Il est rencontré dans de nombreuses compositions alimentaires et notamment asiatiques.

*Les sons*

Le désagrément causé par des sons au-delà d'une certaine intensité a un impact direct sur le fonctionnement de la cellule ciliée. Il peut la détruire. Il est aussi à l'origine d'un retentissement comportemental d'évitement. Un son perçu comme désagréable associé à tout un cortège de signes physiques désagréables va créer la *phonophobie*, avec notamment la peur d'entendre des sons identiques à ceux à l'origine du problème. Elle peut s'étendre à de nombreux sons, puis à tous les sons forçant la personne à rester dans le silence.
La phonophobie est la peur d'avoir peur des sensations désagréables provoquées par les sons. Au point de départ, les situations d'exposition à des bruits perçus comme désagréables sont réelles. Ensuite la personne va anticiper qu'il puisse se passer « quelque chose de désagréable » en lien avec ses représentations mentales.
L'hyperacousie est une intolérance aux sons perçus sans gêne par la plupart des gens.

## L'incidence des sons sur le comportement

Les bruits intenses provoquent le réflexe tonique aux sons. Les sons graves et rythmés donnent un élan moteur en dynamisant le bas du corps. Ceci est universellement connu et utilisé. Par le passé combien de jeunes sont-ils partis à la guerre au son grave et rythmé du tambour? Les chants de l'armée sont très toniques et contiennent en quantité, des sons agressifs comme les constrictives K et R.

La danse rythmée utilisant les basses, mobilisant le bassin, ne préfigure-t-elle pas l'acte sexuel ?

L'oreille joue un rôle important dans la sexualité. Symboliquement, la femme n'est-elle pas séduite par la parole[14]? Le silence à l'inverse peut être angoissant et source de nombreux conflits dans les couples alors que dans d'autres circonstances, il repose et est propice à l'intériorisation.

Il existe des musiques relaxantes, d'autres qui émeuvent et provoquent les larmes ou d'autres encore qui agacent. Par le biais de l'oreille et des sons, nous pouvons réveiller des émotions qu'elles soient plaisantes ou désagréables, stimuler les fonctions d'attention, de mémorisation et de concentration. Elles jouent un rôle dans la satisfaction des besoins d'appartenance et de reconnaissance. Chaque génération, chaque pays, chaque religion, chaque activité possède son style de musique. En psychosomatique l'homme est considéré dans son environnement.

## Le système nerveux autonome

L'homme étant considéré dans sa globalité en psychosomatique, la connaissance de la physiologie du

---

[14] La Vierge Marie aurait été enfantée par le Verbe.

système nerveux végétatif est indispensable. Il est dit autonome car il veille et officie sans qu'on en ait conscience.
En 1993 lorsque je me suis documentée à la bibliothèque de la faculté de Médecine, je n'ai trouvé qu'un seul article le mentionnant. J'ai pioché par-ci par-là dans chacune des spécialités. Les données m'ont permis de mieux comprendre le contrôle du fonctionnement des organes du corps humain dans sa globalité en lien avec les émotions et avec les facteurs environnementaux généraux, pharmacologiques, humoraux.

Le système neurovégétatif est aussi contrôlé et modifié par différents facteurs internes. Il n'est pas possible d'agir directement sur le système neuro-végétatif. Il fonctionne dans le but de conserver l'équilibre interne de nos fonctions vitales malgré les changements de l'environnement. Il agit de façon automatique, régulé par des centres nerveux situés au niveau du bulbe rachidien et de la protubérance annulaire. Il existe de nombreuses connexions centrales contrôlant le tout mais puisqu'il est autonome, il n'est pas commandé par le cortex conscient.
On ne peut pas commander consciemment à son cœur de ralentir ou de s'arrêter. Seuls quelques Yogi y parviennent.
En dehors de toute pathologie, on ne peut pas maintenir sa respiration en apnée indéfiniment. Il est possible de retenir sa respiration un temps donné et, par un apprentissage progressif (comme en plongée), tout au plus peut-on diminuer la sensibilité des centres respiratoires à la pression sanguine en gaz carbonique. Donc, il existe un arrêt possible volontaire mais la reprise inspiratoire se fera de toute façon, (en dehors des pathologies de la commande motrice des muscles respiratoires). Pour les personnes qui souffrent d'apnée du sommeil, la diminution de la sensibilité au gaz carbonique est établie bien involontairement.

Un exercice très utilisé dans le traitement de la spasmophilie, de l'anxiété généralisée et des phobies, prouve qu'il en est ainsi.

Si vous maintenez volontairement votre respiration bloquée en fin d'expiration, en essayant de tenir le plus longtemps possible, il arrive un moment où l'augmentation de la pression en gaz carbonique et la diminution de la pression d'oxygène dans le sang, provoquent une détente des muscles respiratoires et commandent ainsi la reprise de l'inspiration.

Cet exercice a pour but de diminuer l'anxiété. Je conseille à mes patients de s'entraîner deux à trois fois par semaine, cinq fois de suite. Ils apprennent à ressentir le bien-être provoqué par la reprise inspiratoire. Ils vivent cette expérience et la mémorisent de façon à l'utiliser chaque fois que nécessaire.

> Quoique vous fassiez ou pensiez, vous ne pouvez pas vous empêcher de respirer et c'est très rassurant.

D'autre part, il est possible de faire chuter les émotions, et les relaxologues le savent bien, en évoquant un bon souvenir. Je l'utilise en hypnose. Le sujet va prendre conscience de toutes les sensations agréables liées à un moment précis. Il va explorer tous ses sens et pour finir, constater qu'il n'a pas été gêné par ses acouphènes ou d'autres symptômes pendant cet « exercice ».

En EMDR nous établissons de la même façon un « lieu sûr » où le patient se sent au calme et en sécurité. Il suffira en cas d'anxiété extrême d'évoquer ce lieu pour voir réduire les manifestations physiques émotionnelles.

Je vous livre le tableau réalisé en 1993. Il permet de constater l'unicité de notre corps réalisée grâce au système nerveux autonome qui à tout instant régule et équilibre le fonctionnement de nos organes en fonction des modifications environnementales. Le système nerveux autonome procède à la conservation de l'homéostasie.

| Organes périphériques | Effets de la sympathicotonie | Effets de la parasympathicotonie |
|---|---|---|
| Rate | Spléno-constriction | |
| tractus gastro-intestinal | Relaxation des parois Contraction des sphincters Inhibition des sécrétions Hypercatabolisme hépatique | Augmentation du tonus, du péristaltisme, des sécrétions, anabolisme glycogénèse |
| Mésentère | Vasodilatation splanchnique | |
| Cœur | ionotrope + tachycardie | ionotrope - bradycardie |
| Cœur | Coronaro-dilatation | Coronaro constriction |
| Vaisseaux | Vasoconstriction péripH Hypertension | Vasodilatation Hypotension |
| Vaisseaux | Vasodilatation | Vasoconstriction |
| Rein | Augmentation de la filtration glomérulaire | Diminution de la filtration glomérulaire |
| Vessie | Contraction du sphincter Détente des parois : rétention | Détente du sphincter Contraction de la paroi. Evacuation |
| Utérus | Relaxation | Contraction |
| Vagin | Orgasme | Lubrification |
| Clitoris | Orgasme | Erection |
| Pénis | Ejaculation | Erection |
| Cœur | ionotrope + tachycardie | ionotrope - bradycardie |
| Cœur | Coronaro-dilatation | Coronaro constriction |
| Vaisseaux | Vasoconstriction périphérique Hypertension | Vasodilatation Hypotension |
| Vaisseaux | Vasodilatation | Vasoconstriction |
| Tissu adipeux | Lipolyse | Stoke |
| iris | Mydriase active | Myosis |

|  | Accommodation : vision de loin | Accommodation vision de près |
|---|---|---|
| glandes salivaires et lacrymales | Diminution des sécrétions | Augmentation des sécrétions |
| Pituitaire nez | Diminution des sécrétions Rétraction améliore la perméabilité nasale Vasoconstriction | Augmentation des sécrétions Vasodilatation Obstruction nasale |
| bronches | Bronchodilatation | Augmentation des sécrétions Bronchospasme |
| larynx |  | Spasme |
| Noyaux vestibulaires | Contrôle des réflexes vestibulo-spinaux et vestibulo-oculomoteurs |  |

Ce tableau[15] illustre les effets de la sympathicotonie et de la para-sympathicotonie. Chaque organe réagit d'une manière qui lui est propre face à un stimulus identique. Ceci permet de comprendre la nécessité d'une prise en charge globale. Il ne suffit pas de se préoccuper d'un seul organe.

Par exemple, si l'acouphène a pour origine un catarrhe tubaire d'origine allergique, une molécule médicamenteuse, antihistaminique, prescrite par voie générale pour traiter la trompe d'Eustache agira aussi sur la vessie (rétention urinaire) et les organes sexuels (sécheresse vaginale ou trouble de l'érection). De « ça », le patient parle peu en consultation ORL.

Il est important pour nous psychosomaticiens de connaître non seulement l'environnement matériel des patients et les changements occasionnés (traitements en cours y compris),

---

[15] Mémoire de sexologie médicale 1992-93. Anne-Marie Piffaut : « ORL, Phoniatrie et Sexualité »

mais aussi la qualité de leur vie relationnelle et leurs modifications dans le temps. Est-elle calme ou conflictuelle ?

*L'état intérieur*

Notre état intérieur évolue selon les différents moments de la journée. J'interroge les patients :
- *Que vous dites-vous ?*
- *Comment vous parlez-vous à vous-même ?*
- *Que ressentez-vous dans ce cas ?*

Nombreux sont les sujets qui découvrent l'existence de leurs discours intérieurs et de leurs conséquences sur leur humeur du moment. Ils en sont très sont étonnés. Ils disent ressentir leurs acouphènes tout le temps, mais je reste persuadée du fait de ma pratique et des témoignages recueillis que l'intensité varie en fonction de ce qu'ils se disent, ce qu'ils entendent et ce qu'ils ressentent selon les situations[16].

La pratique de l'analyse transactionnelle avec l'étude des Etats du moi, des transactions entre ces différents Etats et leurs répercussions émotionnelles, est très aidante de ce point de vue. Un paragraphe développera ce sujet dans le chapitre ayant trait aux traitements.

L'environnement et les états intérieurs sont en perpétuelle évolution. Le corps doit s'habituer constamment. Il y parvient la plupart du temps mais il lui arrive d'être dépassé par une stimulation même minime. C'est souvent à ce moment-là que l'acouphène se révèle. Trop c'est trop.

---

[16] Voir tableau des heures et des jours de la semaine proposé lors de la première consultation.

Le système nerveux végétatif autonome est composé de deux systèmes dont les fonctions différentes visent à conserver l'homéostasie. Chaque organe va répondre d'une manière qui lui est propre en réponse à la stimulation.

**Le système parasympathique** est stimulé par le repos, le calme, l'harmonie intérieure, la détente musculaire, la prière, la relaxation ou la méditation. Le neuromédiateur est principalement l'acétylcholine.

**Le système orthosympathique** est stimulé par l'activité, le sport et le stress. Les neuromédiateurs sont l'adrénaline et la noradrénaline. En cas d'excitation, d'agression ou de tout autre danger, il oriente vers la fuite ou le combat.

L'oreille joue un rôle protecteur important car elle prévient de la survenue des bruits et donc des dangers potentiels. Si tel est le cas, la stimulation du système orthosympathique provoque l'action, la fuite et le combat. Elle joue aussi un rôle dans l'orientation en cas de fuite et permet de localiser les sons.
En cas d'anxiété ou d'excitation, une musique douce en stimulant le système parasympathique, va induire le calme, la détente musculaire, l'intériorisation.

**Tableau : Facteurs stimulant le système nerveux végétatif**

| Nature des facteurs | Système nerveux orthosympathique | Système nerveux parasympathique |
|---|---|---|
| Stimulations | Stimulé par | Stimulé par |
| Humorale | hypercalcémie<br>prostaglandines E | Sérotonine<br>histamine<br>prostaglandines F<br>œstrogènes<br>déficit en calcium<br>déficit en magnésium |
| Pharmacologique | adrénaline<br>noradrénaline<br>dopamine<br>Endorphine | Acétylcholine<br>sympatholytiques<br>acide nicotinique<br>anti-cholinestérase |
| Générale | climat chaud<br>stress<br>activité physique<br>activité sportive | climat froid<br>détente corporelle<br>Relaxation |

Ce tableau montre les effets stimulants des facteurs humoraux, pharmacologiques et généraux sur chacun des deux systèmes. Vous pouvez vérifier que l'activité, le stress et le sport n'ont pas les mêmes effets que le repos, la détente ou la relaxation.

**De quoi avez-vous besoin?**

Si vous souffrez d'un déséquilibre physiologique du fait d'une somme de facteurs de stress surajoutés, se pose alors la question de vos besoins. Comment les satisfaire et se sentir mieux ?

## *Les histoires se ressemblent*

Pour de nombreux patients, les acouphènes permanents augmentent après qu'ils aient parcouru une grande distance à vélo. Leurs copains, sont toujours prêts à les solliciter. Quand ce n'est pas un cycliste, c'est l'autre. Ce phénomène de dynamisme de groupe est très moteur, très positif. Oui mais voilà, quand ces patients sont fatigués, quand ils n'ont pas envie de participer, que peuvent-ils faire ? Prenons le cas de Bernadette :

***Bernadette** se force. Elle explique:*
- *Comme ça arrange mon compagnon qui de son côté a beaucoup de choses à faire, j'y vais quand même.*
- *Tout va pour le mieux. Alors quel est le problème?*
- *Je serais heureuse comme ça, s'il n'y avait pas « Mes » Acouphènes.*
- *Bien, prenons notre temps.*

*Après une enquête étalée sur quelques séances, je comprends mieux : ses copains sont plus jeunes qu'elle. Elle ne veut pas paraître vieille, fragile ou timorée. Elle craint qu'ils ne se moquent d'elle si elle cale en route. Elle reconnaît que la toute première fois où les acouphènes sont apparus, c'était après une course en montagne. Elle s'est sentie fatiguée. Elle n'a rien voulu laisser paraître. Elle a forcé. Je l'interroge :*
- *Que se serait-il passé si vous aviez montré votre fatigue ?*
- *Je ne pouvais pas.*
- *Vous ne pouviez pas ?*
- *J'étais obligée d'aller jusqu'au bout.*
- *Obligée ? Qu'est-ce qui vous a obligée ? Qui vous oblige ?*
*Elle réfléchit et répond :*
   - *Personne !*
   - *A l'intérieur de vous, qui dit « tu dois aller jusqu'au bout » ?*

- *C'est mon père. Quand j'étais petite il me disait : « Quand on commence il faut finir, il faut aller jusqu'au bout ».*
- *Et maintenant ?*
- *Je continue comme s'il était encore là, alors qu'il est mort depuis longtemps (pleurs).*

*Elle se comporte en petite fille soumise à une figure parentale qui la dirige encore malgré sa disparition. Elle obéit à des « Drivers », des règles, des croyances qui n'ont plus cours aujourd'hui, qui n'ont plus de sens pour elle « ici et maintenant ».*

*Bernadette n'a pas réfléchi à la validité de ses cognitions.*

Les cognitions sont des croyances, des pensées automatiques situées juste au dessous du niveau de conscience, des représentations mentales visuelles, auditives, olfactives (la madeleine de Proust), gustatives, somesthésiques.
Si nous prenons le temps de les rechercher, nous les retrouvons. Il s'agit aussi des discours intérieurs à mettre en évidence[17] pour mieux se connaître. Les cognitions provoquent des émotions liées, ici la colère et la tristesse.

*Elle continue :*
- *Vous avez raison*
- *?... (Je n'ai rien dit. C'est elle qui a pris conscience toute seule, qu'elle se conduisait comme si son père était encore là).*
- *D'ailleurs dimanche je dois faire une course assez longue.*
- *Comment allez-vous faire ?*
- *?*

---

[17] En AT, nous recherchons les transactions entre les différents Etats du Moi (page 128).

Je choisis ce moment d'incertitude pour lui transmettre des informations relevant de l'Analyse Transactionnelle, ce qui lui donnera les moyens de *sentir et penser par elle-même.*

---

On doit à Taïbi Kahler d'avoir identifié des situations de stress rendant manifestes des systèmes de croyances personnels. Il a identifié cinq groupes de comportements qu'il a nommés Drivers, et qui peuvent conduire à des situations d'échec.
*Fais Plaisir* : faire plaisir aux autres pour être aimé.
*Sois Fort* : tout gérer, et n'avoir besoin de personne.
*Sois Parfait* : Se sentir irréprochable et tout réaliser parfaitement.
*Fais des Efforts* : S'acharner, « faire » est plus important que le résultat.
*Dépêche-Toi* : Il faut toujours faire vite sans réfléchir au risque de se tromper ou de mal faire.

---

*Je laisse réfléchir Bernadette avant de l'interroger.*

- *Certaines de ces croyances vous correspondent-elles ?*
- *Je crois, oui. J'en suis même certaine.*
- *Laquelle ou lesquelles ?*

*Elle répond :*
- *Je dois faire des efforts, je dois être forte.*
- *Oui, y en a-t-il une autre ou est-ce suffisant ?*
- *Je crois que si je n'ose pas refuser c'est que je dois aussi leur faire plaisir.*
- *Vous êtes indispensable?*

*Elle rit.*
- *Non bien sûr !*
*Elle prend un temps de réflexion.*

- *Dimanche je n'irai pas puisque ça me donne des acouphènes.*
- *Entre le blanc et le noir, il y a toutes les couleurs de l'arc en ciel. Entre y aller et vous fatiguer en dépassant les limites physiques et ne rien faire au risque d'être triste toute seule dans votre coin que pouvez-vous imaginer qui pourrait vous satisfaire ?*
- *Vous avez raison (je n'ai rien dit, c'est elle qui pense pour elle)*
- *Que voulez-vous dire ?*

*Bernadette :*
- *Je pense ....*
- *J'aime mieux ça !*
- *Je pense ... que je vais participer à cette course et quand je serai fatiguée, je m'arrêterai. Je ne suis pas obligée de faire toute la course. Personne ne m'oblige. (Elle rit consciente de reprendre mes paroles qu'elle a intégrées). Mais c'est dur de leur dire ça! Ils vont peut-être penser que je suis malade ?*
- *Que pouvez-vous leur donner comme information avant même votre départ en week-end ?*
- *Oui, je peux leur dire qu'en cas d'efforts, j'ai des acouphènes et comme ce n'est pas la peine de me faire du mal, je choisirai une étape plus courte. Comme ça, je participerai et nous nous retrouverons le soir pour échanger nos impressions. C'est pas mal non ?*
- *Je suis d'accord avec vous. Pas la peine d'être parfaite !*
- *Vous alors ! Je suis contente. Je ne comprenais rien à ce qui se passait en moi. Maintenant c'est plus clair.*

**Bernadette,** sans que rien ne soit dit, a reçu (ou s'est donnée) la permission d'agir par elle-même, en fonction de ce qu'elle ressent et pense. Elle a ainsi développé un Enfant Libre[18].

*Elle est revenue heureuse quinze jours plus tard, car ses copains ont très bien compris son changement d'attitude. Elle s'est bien amusée et la semaine suivante les acouphènes ont diminué en intensité et en fréquence.*
*Se sentant en confiance, elle se livre un peu plus. Elle se demande toutefois, ayant vécu une situation très difficile il y a quelques années, s'il n'y a pas un lien entre cette situation et ses ballades à vélo. Continuant son introspection, elle conclut finalement qu'indirectement, il existe un lien entre ses promenades, la situation d'autrefois et ses acouphènes. Elle évoque le souhait de traiter cette situation gravissime avec l'aide de l'EMDR. Nous commençons la préparation de la prochaine séance qui sera consacrée à cette prise en charge. Je lui explique en quoi elle consiste.*

*La séance suivante, elle arrive très agitée car depuis la veille ses acouphènes ont terriblement augmenté.*
- *Serait-ce en lien avec la séance d'aujourd'hui ?*
- *Je ne sais pas.*
- *Que ressentez-vous ?*
- *J'appréhende.*

*Sa peur a provoqué une augmentation de ses acouphènes.*

### Les histoires ne se ressemblent pas toujours

Si les cyclistes précédents voient augmenter leurs acouphènes quand ils font du sport, d'autres pour les mêmes raisons les

---

[18] L'Enfant Libre est l'état qui se permet d'agir en fonction de ce qu'il pense et ressent et non pas en fonction des autres comme l'Enfant Soumis ou l'Enfant Rebelle.

voient disparaître. Intervient surement la régulation des systèmes neurovégétatifs antagonistes.

Une personne trop sédentaire et qui perçoit ses acouphènes dans le silence, sera améliorée par l'activité.

Une personne hyperactive, stressée et qui constate une augmentation de ses acouphènes en fin de journée aura au contraire besoin de se recentrer et de se reposer.

Si par malheur elle désire se changer les idées et est *portée* par la croyance: *faire du sport ça fait du bien*, elle agira à l'encontre de ses besoins de repos et de calme. Nombre de personnes épuisées par leur travail, se précipitent dans des salles de sport et s'épuisent encore plus.

Apprendre à ressentir la fatigue, changer de croyance, prendre soin de soi, connaître ses besoins restent des solutions à envisager pour aller mieux.

**Les patients**

Les patients reçus en otologie psychosomatique ont nécessairement subi tous les bilans nécessaires. Est-ce bien le cas pour vous ? Tous les examens ORL ont-ils été réalisés afin d'éliminer une pathologie qui se traite en médecine ou grâce à la chirurgie avec l'aide complémentaire des professionnels paramédicaux : orthophonistes, kinésithérapeutes ou audioprothésistes ?

La psychosomatique s'intègre à chacun des traitements pré cités. D'un point de vue déontologique, aucun traitement en cours ne doit être modifié sans entente avec le prescripteur.

*Il existe des solutions.*

Si vous ne trouvez pas facile de confier ce qui vous touche le plus à cause de la honte ou de la culpabilité engendrées ou, si vous avez peur de déranger votre médecin pour « pas grand-chose », alors vous êtes conduits à taire l'essentiel. Dans ce cas, que faites-vous pour vous ?

Même le psychothérapeute n'échappe pas à ce silence. Le patient garde sa plainte secrète. Combien de temps le patient s'est-il retenu d'en parler ? Médecins, patients et psychothérapeutes dans leur alliance, font du mieux qu'ils peuvent. Pourtant même si je comprends vos émotions, ce qui suit est connu : « Le ridicule ne tue pas » et « le traitement de la honte est de la dire ». Prenez votre temps et faites-vous aider.

> Le patient consultant un psychothérapeute va chercher une aide extérieure ce qui lui permettra de changer intérieurement.

Je me suis formée en travaillant *sur moi-même*. Parler de soi ainsi peut paraître un peu prétentieux, en fait j'essaie de faire comprendre que tout un chacun peut à un moment de sa vie souffrir et avoir besoin de l'aide d'un tiers.
*Se demander à soi-même* ce qui ne va pas n'éclaire pas sa lanterne[19]. La plupart du temps, tout seul, *on tourne en rond*. La psychothérapie permet au sujet de piocher à l'**extérieur** ce qui lui est utile et ainsi de changer **intérieurement.**
Trouver des solutions à l'extérieur du système constitue un véritable changement. C'est le changement de type II décrit par Paul Watzlawick[20]. Le changement de type I, consiste à

---

[19] « Eclairer la lanterne de quelqu'un », c'est lui expliquer quelque chose, lui fournir des commentaires essentiels à sa compréhension.

[20] Paul Watzlawick, (Autriche) est un spécialiste de la théorie de la communication et du constructivisme radical, membre fondateur de l'École de Palo Alto en Californie il a écrit : Faites vous-mêmes votre malheur, 1983, Norton, trad. Seuil 1985. Une parodie des livres de conseils pratiques. Comment réussir à échouer, 1986, Norton, trad. Seuil 1988. L'école de Palo Alto est un mouvement de psychologues,

tout faire pour compenser et rester à l'intérieur du système C'est donc rester enfermé dans le système avec le problème. Il n'apporte pas les bénéfices escomptés car *c'est faire un peu mieux que la même chose*. Ce n'est qu'un rééquilibrage alors que c'est le système lui-même qui pose problème. *Beaucoup de changements spectaculaires semblent, quelques années après, n'être que des variations sur la même partition.*

Ainsi, pour illustrer ces propos, je prendrai l'exemple d'un patient souffrant de troubles chroniques face à son médecin traitant débordé.
*Samuel ressent une douleur au niveau de la cuisse droite. S'il consulte un praticien qui l'examine au niveau du lieu de sa douleur, négligeant l'examen du pied, il passera à côté d'une minuscule écharde, bien cachée sous la corne du talon et à l'origine de mouvements d'évitement de la douleur locale, mais à l'origine d'une tension musculaire plus haut située au niveau de la cuisse. Les antalgiques ou décontracturants prescrits vont calmer un temps la douleur de la cuisse. Celle-ci persistant, le patient se plaindra de sa hanche, puis du dos. Sa vie familiale et son exercice professionnel seront perturbés. Il va déprimer en quelques mois.*

Donner des antalgiques efficaces un temps peut être assimilé à un changement de type I.
Examiner le corps entier à la recherche d'une cause dans le système où se trouve ce médecin (un symptôme = un médicament, trop de patients, pas assez de temps) correspond à un changement de type II.

---

psychiatres et autres praticiens des sciences humaines qui s'est attaché à lier la résolution de certaines souffrances psychiques aux relations interpersonnelles.

Ceci est valable en psychosomatique. L'acouphène peut être assimilé à la douleur de la cuisse. Quelle en est la cause ? Recherchons l'écharde qui vient gripper le système.

*De nombreuses personnes nées dans des familles aux revenus modestes se sont comportées en bonnes élèves. Douées en mathématiques, elles ont été orientées par leurs professeurs vers des carrières économiques et scientifiques d'un très bon niveau. Elles ont toujours très bien réussi. Elles ont trouvé rapidement un travail « intéressant » qui leur a apporté en quelques années les moyens de s'offrir un appartement. Elles ont rencontré le partenaire de leur choix et le premier enfant est venu combler leur bonheur. On croirait rêver, elles aussi.*

*Prenons le cas de* **Géraldine**. *Au bout de deux ans de travail après la naissance de son premier enfant, les troubles surviennent : insomnie, troubles de la concentration, fatigue puis dépression qu'elle n'arrive pas à surmonter. Elle a toujours tout réussi. A la naissance de son petit garçon, elle n'a eu qu'un désir, celui d'arrêter de travailler pour le garder et l'élever. Mais voilà, elle en a parlé à ses amies diplômées comme elle. Elle a entendu leurs critiques : « après toutes les études que tu as faites, avec tous tes diplômes, tu ne vas tout de même pas rester chez toi ». Les parents aussi sont intervenus et l'ont culpabilisée. Peu fortunés, ils se sont « saignés aux quatre veines » pour lui payer ses études de commerce. Finalement tout son entourage la conseillait pour faire mieux que la même chose : travailler. Coincée dans son système de référence, elle aurait déprimé. Longtemps !*
*Les techniques d'affirmation de soi ont mis à jour toutes ces pensées négatives et lui ont appris à demander de l'aide, à refuser ce qu'elle ne voulait pas, à faire des compliments à ses parents en reconnaissant tous leurs efforts, à faire des critiques à ses amies et à faire face à la critique. Celle des*

*autres mais aussi celles qu'elle se faisait à elle-même. Elle a décidé de s'arrêter de travailler en conscience (sans être obligée de déprimer pour provoquer la compassion). Elle est arrivée à penser qu'elle bénéficiait du libre choix de garder son enfant pour le plaisir. Deux ans plus tard elle a entamé des études d'arts plastiques car là était sa propre voie. Elle a évité la « sécurisation par le pire » conseillé par son entourage.*

**Marc** *quant à lui, est devenu intermittent du spectacle. Il a sauté un pas dans l'inconnu. Il a valorisé la pratique du chant s'accompagnant d'un accordéon. Seule cette activité le sortait de son lit le matin. Au préalable, à l'idée de visiter les agences intérimaires, il se sentait vidé et restait couché toute la journée. Il était pourtant ingénieur, mais depuis sa dépression tout allait mal. Il s'est fait licencier et a perdu ses droits au bout de deux ans d'arrêt de travail .Il pensait aussi à ses parents. Comment leur dire qu'il s'était trompé d'orientation, eux qui avaient travaillé, sa mère surtout, pour lui payer ses études ? Les techniques d'affirmation lui ont permis de s'exprimer sans émotions. Ils ont compris.*
 *Lors d'un bilan de compétence, on lui avait pourtant demandé ce qui l'intéressait. Mais devenir artiste n'entrait pas dans les « compétences » de l'organisme de chômage. Sorti d'affaire, en l'espace de deux ans, il a multiplié par sept, le montant de ses cachets. Il s'est inscrit dans une agence (intérim) du spectacle où il a été contacté pour remplacer un musicien   en cas d'absence. Il a ainsi voyagé dans toute l'Europe. Lui aussi a changé totalement de cadre au risque de perdre des amis, mais il s'en est fait beaucoup d'autres !*

---

Quand une personne arrive en thérapie, elle souhaite souvent que ce soient les autres qui changent.

Qui se trouve dans le cabinet face au thérapeute ? Elle seule. Si elle change, les autres changeront aussi.

*Fabienne se dit fatiguée, tout le temps fatiguée. Elle se sent coupable de ne pas avoir assez de temps pour s'occuper de ses enfants. Elle se plaint de son mari qui ne l'aide pas pour le ménage et l'entretien de la maison. Je lui demande de remplir son emploi du temps par rubriques : satisfaction des besoins vitaux, travail, enfants, loisirs, conjoint, sur le tableau des jours de la semaine. Elle revient la semaine suivante et en bonne écolière, elle présente son tableau très coloré avec une prédominance de rouge. Elle explique que ces carrés rouges correspondent à ses lessives. Une bonne quinzaine par semaine. Un couple, deux enfants, quinze lessives ?*
*En fait, alors que cette patiente se plaint du comportement de son mari qui ne l'aide pas assez, elle présente des troubles obsessionnels compulsifs (TOC).*
*La thérapie a porté sur le traitement de ses propres troubles et non pas sur ses relations avec son mari. Lorsque ses TOC et leurs conséquences, la fatigue ont disparu, elle n'avait plus rien à lui reprocher. Elle l'a vu sous un autre jour.*

---
Si vous changez d'attitudes, les autres changeront aussi.

---

*Géraldine reprochait à son mari de ne pas l'aider. En fait il passait l'aspirateur tous les samedis matins. Elle n'était pas satisfaite jusqu'à ce qu'elle comprenne que la poussière n'était pas le souci de son mari mais son problème à elle. Elle a dû apprendre à se tranquilliser en espaçant les séances d'aspirateur.*

Les techniques d'affirmation de soi sont une aide précieuse pour traiter la composante comportementale phobique des patients ayant tendance à s'isoler et particulièrement les sujets souffrant d'acouphènes. Leur dire habituez-vous reste insuffisant. Ils ont besoin d'un apprentissage pour mieux se comporter socialement.

Ils vont apprendre à :
- faire et recevoir des compliments,
- demander quand ils ont besoin de quelque chose,
- refuser ce qu'ils ne veulent pas,
- faire des critiques avec demande de changement,
- recevoir des critiques.

**Charles** *n'est pas sûr de lui. Il est pourtant très compétent mais il se sent mal à l'aise dans sa relation avec les autres. Cela se voit physiquement. Son dos est vouté, sa respiration est haute et courte. La sueur perle sur son front quand il évoque une situation difficile pour lui. Son patron le convoque dans son bureau pour faire le point. Bien qu'étant chef d'équipe, il lui reproche son manque de leadership.*
*En fait Charles ne va pas au devant des autres, ce qui le conduit à chercher tout seul des solutions. En général, il n'obtient pas de réponse satisfaisante. Il tourne en rond.*
*Son patron lui demande d'organiser des réunions. Coincé face à son ordinateur, il n'arrive pas à penser et encore moins à avancer. Il s'inquiète. Qu'est-ce qui le bloque ? En fait, il est submergé par ses émotions. Il entend bourdonner ses oreilles.*

Je propose de lui enseigner comment demander de l'aide. La première étape est de chercher ce qu'il veut. Or il ne sait pas.

*Il s'interroge. Il poursuit son monologue : pourquoi cette réunion ? Comment demander aux autres ce qu'ils pensent de leur travail d'équipe ? A quoi sert de faire des bilans ? De quoi vont-ils bien parler ? Lui n'a rien à dire. Ces pensées bloquantes augmentent son malaise et ses symptômes. Son anxiété se lit sur son visage. Il se rend compte que s'il s'est toujours débrouillé tout seul, c'est parce qu'il ne sait pas demander de l'aide. Il peut rester plusieurs heures devant son écran sans parvenir à rédiger un email. Il n'ose pas. Il a peur de paraître idiot. Il est orgueilleux. Je l'aide un peu en lui posant des questions ouvertes :*

- *Qu'est-ce que votre patron attend de vous ?*
- *Pour quelles raisons vous a-t-il engagé ?*
- *Quel est votre contrat de travail ?*
- *Que précise-t-il ?*

*Il détache plusieurs points importants au milieu de tout un flot de données. Peut-être doit-il évoquer ces points là ? Je l'interroge en souriant:*

- *Que fait-on lorsqu'on ne sait pas ?*
- *On demande.*
- *Et si justement la demande était de vérifier avec le patron le cadre de la réunion, ses motifs et ses attentes ?*

*Un patron est là en premier lieu pour donner des informations. Il n'est pas patron pour rien. Il a un rôle pédagogique et il est donc normal de l'interroger sur son travail. L'employé doit montrer au patron qu'il est le patron ! Ce dernier se sentira à sa place et en sera satisfait.*

Vous constaterez qu'il s'agit-là non seulement d'une prise en charge comportementale mais aussi cognitive.

*Charles n'a jamais envisagé ce point de vue. S'il imagine son patron lui répondre avec empathie, va-t-il oser l'interroger ? S'il s'imagine qu'il va refuser de lui répondre, que va-t-il penser ? Charles propulse une réponse toute faite : « à quoi bon !».*

*Le jeu de rôles a mis en évidence son pessimisme. S'il change sa façon de penser, il va se comporter différemment. Nous testons les deux possibilités et il vérifie concrètement la différence. S'il s'imagine obtenir une réponse, le vocabulaire utilisé sera totalement différent de celui qu'il emploie s'il imagine rater.*

Dans la position « gagnant-gagnant », on va de l'avant ensemble. C'est le message à faire passer. On ne demande qu'une chose à la fois, une chose après l'autre. Voici un exemple de jeu de rôles :

*Charles s'est permis de demander au patron : « J'aurai besoin que vous me précisiez quels sont les motifs de cette réunion qui semble très importante ? Quelles sont vos attentes ? Qu'attendez- vous de moi et des autres ? ». Sa demande a été précise. Il a même persisté : « C'est important pour moi de le savoir ». Il a obtenu les réponses à toutes ses questions. L'entretien a été agréable. C'est ce qu'il souhaitait. Qu'a-t-il oublié ?*

En général il est d'usage de remercier lorsqu'on obtient ce que l'on veut. C'est un *renforcement positif de l'action.* Il est important de reconnaître la bonne volonté de l'autre, sans quoi elle a tendance à s'éteindre.

*Au cours du jeu de rôle pratiqué entre le patient et le thérapeute, le premier essai a montré que Charles passait de la passivité (ne rien demander, tourner en rond, rester bloqué devant son écran) à l'agressivité (« le patron aurait quand même pu me donner plus de précisions ! »). L'intonation de la voix laissait paraître de la colère.*

Il s'agissait d'un changement de type I : faire l'inverse de la même chose. La passivité et l'agressivité ne vont pas dans le sens de la résolution des problèmes.

*Par contre sortir du contexte en demandant une aide extérieure, lui a permis de comprendre qu'en cherchant des alternatives à ses pensées bloquantes , ses émotions disparaissaient, il devenait plus adulte et osait échanger sur les processus , les données du cadre, son contrat. La sueur a disparu, le regard était plus direct, il ne se triturait plus les doigts. Son visage était détendu. Les deux bras sur les accoudoirs du fauteuil il devisait tranquillement avec le thérapeute qui faisait figure de patron. Le changement de type II, le véritable changement s'est manifesté physiquement.*

**Les soignants**

*L'oto-rhino-laryngologiste*

L'ORL est essentiellement un chirurgien réalisant le diagnostic et le traitement des troubles du nez, de la gorge et des oreilles, mais aussi des annexes de la face et du cou. La spécialité est exercée principalement par des hommes. En 1975, nous n'étions que 3% de femmes.
L'ORL est la spécialité de la communication par excellence. Elle est rarement abordée sous cet angle. Il serait pourtant judicieux de s'interroger sur la signification pour le patient et sa famille de l'atteinte d'un organe de la communication ? Quel est le langage des atteintes fonctionnelles et des somatisations ? Comment réaliser une analyse fonctionnelle des troubles en psychothérapie[21] ? Comment les traiter en psychosomatique ? Les ORL auraient besoin d'être formés. Encore hier j'assistais à Paris à des journées sur le thème des

---

[21] Voir première consultation BASIC IDEA et grille SECCA.

vertiges. Un ORL a conseillé de ne pas évoquer le mot « psy » ce qui effraierait leurs patients.

Certaines personnes sont peut-être angoissées à l'idée de consulter un psychothérapeute mais beaucoup d'autres cherchent un praticien qui pourrait « bien » les écouter. Les ORL pour l'instant ne sont pas formés à la psychosomatique. Malgré cela, j'ai pu constater une évolution favorable des mentalités en quelques années. La psychothérapie a été proposée comme traitement de la maladie de Menière samedi dernier en 2009. Enfin ! Lorsque je suis intervenue pour en parler lors d'une journée de formation sur le même thème à Paris il y a cinq ans, j'ai provoqué une vague de réprobation ! Ce livre destiné aux patients sera peut-être lu par les professionnels.

Est-il si difficile de prononcer le mot « psy » ?

Deux tiers des patients ne savent pas pourquoi ils me sont adressés. Voici un exemple d'échanges en consultation:
- Le patient : *J'ai vu le Docteur Untel, il m'a envoyé vers vous mais je ne sais pas pourquoi?*
- Je lui explique : *Il s'agit d'une prise en charge psychosomatique.*
- Le patient : *Qu'est-ce que ça veut dire ?*

Pour la plupart des médecins, il est difficile de prononcer le mot « psy ». Leurs courriers et les appels téléphoniques témoignent de leur phobie et de leur méconnaissance du problème. En voici un témoignage téléphonique:

Le confrère :
- *Tu comprends, je t'ai envoyé une patiente. Il lui faut une thérapie comportementale, pas autre chose, ce n'est pas la peine d'aller chercher dans son enfance ( ?).*

Je lui répondrai après avoir reçu sa patiente :
*Elle a été agressée dans son enfance par les cris de son père qui a découvert son petit frère décédé dans son lit ? Cet épouvantable incident est resté bloqué dans sa mémoire, puisque depuis l'âge de deux ans, elle n'en a parlé à personne (et pour cause elle ne savait pas parler à cet âge). C'est ressurgi un jour à l'âge adulte. C'est ressurgi, juste au dessous du niveau de sa conscience. Elle n'a pas compris ce grand vertige. Elle ne comprend toujours pas. Elle est traitée pour des vertiges qui ne guérissent pas.*

Il est indispensable de rechercher l'origine des troubles. Contrairement à ce que pense ce confrère, il faut aller rechercher dans l'enfance et j'ajouterai surtout en psychosomatique. Les troubles se sont *engrammés* avant même l'apparition du langage d'où l'utilité d'analyser ce qui s'est passé in utero, voire même chez les parents, les grands-parents et les arrières grands-parents. Est-il possible de proposer en la nommant la psychosomatique ?

## *L'otologiste*

Il s'agit d'un ORL hyperspécialisé dont la pratique concerne l'oreille. S'il s'agit la plupart du temps de chirurgiens, certains d'entre eux se consacrent essentiellement à l'exploration fonctionnelle des fonctions audio-vestibulaires en vue d'obtenir un diagnostic précis des pathologies et d'en orienter les traitements tant médicaux que chirurgicaux. Ils sont secondés par les professionnels paramédicaux : **audiométristes, orthophonistes, audioprothésistes, kinésithérapeutes** spécialisés dans la rééducation des vertiges.

## *L'audiophonologiste et le phoniatre*

Ce sont les spécialistes de la communication verbale et non verbale. Ces praticiens réalisent des bilans de l'audition, de la voix, de l'articulation, de la parole et du langage. Les orientations sont multiples et se complètent des données de l'ORL, de la neurologie, de la psychiatrie et de la pédiatrie.

Les recherches neuroscientifiques et les progrès des explorations radiologiques permettent à tous ces spécialistes d'évoluer en synergie au sein d'équipes pluridisciplinaires.

## *Les psychothérapeutes*

A ce jour, peu d'universités françaises peuvent prétendre contribuer à la formation des psychothérapeutes. L'organisation de la profession de psychothérapeute, du fait de l'absence de réglementation, est fondée sur le système de formation associatif.

En France, la tradition a favorisé la création de syndicats professionnels et d'associations ayant pour vocation la formation. Les Syndicats et les instances politiques préconisent une formation inspirée du modèle psychanalytique, mais il existe d'autres modèles s'en étant inspirés ou le réfutant.

Il n'existe pas une psychothérapie meilleure qu'une autre. Les indications et les résultats diffèrent selon les pathologies en cause, leur gravité et les techniques utilisées. L'efficacité dépend aussi de la motivation du patient et de ses capacités à changer. Le patient choisit son thérapeute. Certains patients veulent régler rapidement leurs problèmes. D'autres ont peur du changement.

*Quelle est la formation spécifique du psychothérapeute et comment les patients peuvent-ils s'y retrouver ?*

> Afin d'obtenir leur reconnaissance, il est demandé aux psychothérapeutes de suivre une formation spécifique complète selon les quatre points suivants:
> - Une psychothérapie personnelle approfondie
> - Une formation spécifique
> - Une supervision
> - Un entretien du suivi par des pairs

Il existe trois catégories distinctes de psychothérapeutes.

Actuellement, les personnes faisant usage du titre de psychothérapeute peuvent être regroupées en trois catégories distinctes :

1. Celle des praticiens ayant acquis une formation spécifique complète de psychothérapeute et disposant ainsi de connaissances particulières en psychothérapie. Ceux-ci peuvent être psychologues, médecins, psychiatres, psychanalystes ou des professionnels d'autres formations (infirmiers, éducateurs, assistants sociaux).

2. Celle des professionnels disposant de connaissances médicales ou psychiatriques, n'ayant acquis aucune connaissance spécifique en psychothérapie. Ils auront plutôt tendance à prescrire des médicaments.

3. Celle de certains psychologues cliniciens, justifiant de connaissances théoriques universitaires, et éventuellement de connaissances pratiques dues à leur

travail en milieu institutionnel mais n'ayant acquis aucune formation spécifique satisfaisante en psychothérapie. Ils auront plutôt un rôle socioprofessionnel.

Les praticiens de catégories 2 et 3 faisant usage du titre de psychothérapeute, doivent faire la preuve d'une formation spécifique complète de psychothérapeute pour mériter ce titre. Au consultant de s'informer car le médecin comme le psychologue clinicien se réfèrent à leur savoir et envisagent la personne à travers un cadre théorique de diagnostic qui les conduit à une thérapeutique de prescriptions et/ou de conseil, de nature bien différente de la pratique du psychothérapeute.

Il est bien entendu qu'un certain nombre de médecins et de psychologues se forment personnellement à la psychothérapie et la pratiquent en clientèle privée comme en institution sous le couvert de leur titre.

Mais c'est bien la formation spécifique en dehors de leur cursus et de leur diplôme universitaire qui les qualifie pour cette tâche.

### *L'ORL psychosomaticien.*

Le psychosomaticien otologiste connaît non seulement les pathologies de l'oreille et leurs traitements, mais aussi les psychothérapies ou la psychanalyse. Il a suivi le cursus du psychothérapeute ou du psychanalyste. Il a appris à écouter car seul le patient connaît véritablement son histoire.

***Julien*** *m'est adressé par un confrère intuitif. Le patient commence ainsi :*

- *Mon médecin m'a dit de venir vous voir. Ma femme (la deuxième) ne voulait pas.*
- *Pourquoi ?*
- *Je ne sais pas ce que vous allez me faire, il paraît que les acouphènes viennent de mon divorce.*
- *Qui vous a dit cela ?*
- *Mon médecin. Il m'a demandé comment je vivais, je lui ai dit que j'étais divorcé, alors il m'a conseillé de venir vous voir. Je ne sais pas pourquoi, mon divorce s'est très bien passé. Depuis vingt ans je vis avec une autre femme. Tout va bien entre nous. Je ne comprends pas. Non, mon problème c'est mon travail.*

Le praticien a interprété les propos de Julien probablement en fonction de sa propre histoire et non pas en tenant compte de celle de son patient. Un praticien formé à la psychothérapie ne commettrait pas une telle erreur.

Le psychosomaticien ORL traitant l'homme dans sa globalité, va tenir compte non seulement des pathologies concernant sa spécialité, mais aussi de celles survenant dans d'autres lieux du corps. En effet, si les problèmes de fond ne sont pas abordés, je reçois des patients qui successivement vont souffrir de l'estomac, de la vessie, du dos et de troubles ORL variés. Quel est le dénominateur commun à tous leurs maux ? C'est ce que la thérapie cherchera à déterminer et à traiter.

Le Docteur jean Cottraux a écrit dans son ouvrage sur « Les TCC et la psychosomatique » : *Jusque dans les années 1960, la médecine psychosomatique est étroitement liée aux données de la psychanalyse. Les données évoluent petit à petit. Les progrès des neurosciences, de l'immunologie et de la génétique élargissent le champ de la psychosomatique*[22].

---

[22] Cottraux Jean. Psychosomatique et médecine comportementale: étude de cas. Ed Masson.

J'ajouterais l'influence de l'économie, celles des médias et d'Internet. Les TCC sont efficaces dans la mesure où elles s'adressent à des patients motivés, ce qui est le cas la plupart du temps. Traiter les troubles anxieux et dépressifs, les troubles de la personnalité, les somatisations fonctionnelles et organiques, les associations en utilisant les données de l'ORL, de la Phoniatrie et des psychothérapies intégratives sans rétention de la part du thérapeute, donne aux patients les moyens de devenir leur propre thérapeute. Les patients prennent des notes qu'ils pourront consulter à tout moment afin de suivre leurs progrès. Ainsi, en cas de récidive(s) peuvent-ils se prendre en charge dès les premiers symptômes. Dès la première consultation, si le patient ne prend pas de notes ou les laisse sur le bureau en partant, s'il revient, je sais qu'il sera nécessaire de prendre le temps d'explorer sa motivation. Des personnes ont des capacités à changer et à se guérir, d'autres pas.

Etre à la fois ORL et psychothérapeute m'a permis d'écouter les patients différemment et de ne pas me contenter de donner des médicaments, surtout lorsque ceux-ci restent inefficaces.
La prise en charge psychosomatique est globale. Elle permet aux patients d'établir des liens entre les circonstances de survenue de leurs troubles, ce qu'ils ressentent (émotions et sentiments), l'impact de leur vécu émotionnel sur leurs comportements et leurs pensées non seulement celles qui sont à l'origine du problème, mais aussi celles survenant à posteriori. Une *enquête* permet de situer la maladie dans un contexte beaucoup plus vaste que celui de la seule symptomatologie. Le symptôme constitue la partie visible de l'iceberg.

# CE QUI ORIENTE VERS
# UN TROUBLE PSYCHOSOMATIQUE

En 1993, je souhaitais me former à la psychosomatique médicale « généraliste ». Je n'ai trouvé aucun enseignement universitaire dispensé à la faculté de Médecine, sinon celui du Docteur Sylvain Mimoun[23] gynéco-obstétricien, psychiatre et sexologue. Il a accepté de me recevoir mais le programme était trop éloigné de celui de ma spécialité. Je ne me suis pas inscrite à son cours mais je m'en suis inspirée[24]. Depuis quelques années le professeur Jean-Benjamin Stora, psychanalyste ainsi que les autres responsables de l'enseignement, les professeurs Marc Olivier Bitker et Jean-François Allilair, de la faculté de Médecine Pierre et Marie Curie à Paris, ont créé un diplôme universitaire de psychosomatique intégrative.

**Les critères**

Pour les psychosomaticiens de formation psychanalytique, l'investigateur (médecin, thérapeute, soignant) ne pose aucune question durant la plus grande partie de l'examen afin que le patient puisse s'exprimer le plus librement possible. Pour eux, si dans les interrogatoires médicaux classiques, le médecin pose des questions, il risque de se priver de toutes les formulations qui pourraient jaillir d'un discours spontané. Ceci est vrai, mais guider le patient par un questionnement socratique tel qu'il se pratique dans le cadre des thérapies

---

[23] Mimoun Sylvain : Médecin Gynécologue, andrologue, psychosomaticien . Après des études de gynécologie, le Docteur Sylvain Mimoun a entrepris des études de psychiatrie et des formations de divers types de psychothérapie, outre la psychanalyse. Auteur de nombreux ouvrages sur la sexualité et la psychosomatique.

comportementales et cognitives (TCC) est aussi très utile à l'analyse et pour le traitement.

David Servan Schreiber conseille d'enquêter sur les situations les pires et les meilleures au plus loin qu'on s'en souvienne.

M'inspirant de l'Analyse Transactionnelle (AT) et des Thérapies Comportementales et Cognitives, je préfère apprendre au patient à devenir son propre thérapeute. Je réponds à ses interrogations et je lui fournis les informations nécessaires à sa compréhension. Je stimule ses capacités à penser et à ressentir par lui-même m'attachant autant au sens du discours qu'à tous les signes non verbaux émis en même temps qu'il parle : attitudes corporelles, mimiques, regard, signes neurovégétatifs ou qualité de la voix. Ces signes en disent long sur l'état intérieur émotionnel du sujet. En a-t-il bien conscience ? Ceci reste à vérifier.

Sylvain Mimoun enseigne à écouter par delà les maux et les mots, ce qui oriente vers un trouble psychosomatique. Je vous livre les signaux émis et quelques observations. Ces données sont intéressantes autant pour les soignés que pour leurs soignants :

### 1. La récurrence du symptôme et de la plainte.

Quelle que soit la pathologie, le premier signe d'un trouble psychosomatique est la répétition de la plainte. Elle survient malgré les bilans et les traitements prescrits. Pourquoi revenir toujours sur les symptômes ou la maladie ? Sont-ils les symboles d'une souffrance tant physique que morale ? Lorsqu'un trouble devient chronique et continu, intermittent

et récidivant, évoluant par crises de façon incontrôlée, que se passe-t-il dans la vie de la personne souffrante, qui puisse perturber le cours des choses ? Une fois les bilans ORL réalisés et l'arsenal thérapeutique adapté prescrit, pourquoi les troubles perdurent-ils ?

Les traitements suivis sont le plus souvent efficaces, alors pourquoi certaines personnes échappent-elles à leurs bénéfices ?

### 2. Le patient se présente sous la forme d'un symptôme.

C'est comme si la personne toute entière EST le symptôme. Elle ne se définit que par lui.
Le sujet ne parle pas de lui en tant que personne, mais uniquement en terme de symptôme, d'organe ou de fonction qu'il va décrire dans tous les détails.
Les patients sont habitués à venir parler de leurs symptômes. Ils attendent du médecin qu'il les guérisse. Ils sont étonnés d'être interrogés au sujet de leur vie. Au thérapeute de montrer comment établir des liens entre des évènements de vie et la possibilité d'une somatisation une fois les bilans ORL réalisés. En psychosomatique, tous *mes* patients sont *bilantés*.

### 3  L'interruption du sens ou le passage du coq à l'âne.

*Léo, la cinquantaine, est assis dans ma salle d'examen. Il consulte pour une sensation d'oreilles bouchées et des acouphènes bilatéraux. La manœuvre de Valsalva qui vise à vérifier la perméabilité des trompes d'Eustache est négative. L'air ne passe pas dans ses oreilles quand il souffle en se pinçant le nez et en fermant la bouche Je soupçonne un catarrhe tubaire. J'ai déjà réalisé une tympanométrie du côté gauche. Alors que je m'apprête à réaliser l'examen de l'autre côté,* **il parle de sa fille.** *Je continue mon travail et lui prescris une ordonnance avec la consigne d'effectuer la* manœuvre de Valsalva plusieurs fois par jour après pulvérisations nasales d'un produit décongestionnant.

Pourquoi sa fille a-t-elle fait irruption dans la conversation ?
Je l'interroge :
- *Pour quelle(s) raison(s) avez-vous évoqué votre fille tout à l'heure alors que je vous examinais ?*
Tout d'abord, il semble étonné. Il prend le temps de réfléchir avant de se confier. *Sa fille a souffert elle aussi d'un catarrhe tubaire. Il est en conflit avec elle.*

Jusque là, rien d'extraordinaire.

*Il réfléchit encore et évoque sa souffrance en lien avec une phobie. En fait il évite les ponts et ceci depuis de nombreuses années. Il se sent ridicule mais il a besoin d'en parler. Sa phobie s'est déclarée à la suite d'une crise d'angoisse sur un pont alors qu'il pensait aux difficultés relationnelles avec « elle ». Je ne raconterai pas son histoire par discrétion.*
*La phobie est la peur d'avoir peur. Il a pensé tout comme la plupart des personnes phobiques que l'angoisse née sur un pont, était due au pont.*

*Nous avons travaillé sur la possibilité de penser autrement. Il a compris que l'angoisse est née plutôt d'une pensée angoissante, laquelle pouvait être modifiée. Il a trouvé des alternatives à ces pensées. Il en a conclu :*
- *Si vous affirmez que c'est la pensée angoissante qui provoque les symptômes, il suffit que je pense autrement (traitement cognitif) ou à autre chose, pour que les signes n'apparaissent pas !*
- *C'est tout à fait ça !*

- *donc en sortant de chez vous, je peux passer sur un pont*
- *Oui.*

*Il y est parvenu et en deux séances de TCC, il s'est guéri de sa phobie et de son catarrhe tubaire par la même occasion.* Si je n'avais pas été sensible à cette interruption du sens, à ce passage du coq à l'âne, Jean-Pierre aurait gardé son secret. Il avait honte de se comporter ainsi. Il n'osait pas avouer son trouble à son entourage. Personne autour de lui ne savait qu'il faisait des kilomètres supplémentaires matin et soir pour calmer sa peur avant de traverser. L'émergence d'un signe au cours de la consultation médicale montrait qu'il avait besoin d'en parler.

Tant qu'un besoin n'est pas satisfait il se représente.

Les personnes envoient des signes sous forme de lapsus, de mimiques, d'attitudes, d'un passage du coq à l'âne dans le discours ou par l'expression d'un symptôme qui perdure multipliant ainsi les consultations.

## 4 Les interrogations sur le caractère psychologique du trouble

Les individus expriment leurs doutes et leurs interrogations commençant souvent de cette manière:
- *Je me demande si ce n'est pas psychologique?*
- *Pensez-vous qu'il soit utile de me faire opérer, j'ai un doute, n'y a-t-il pas autre chose? (Alors que l'indication est déjà posée et programmée).*
- *Je me demande si ce n'est pas un peu bizarre.*
- *Depuis que j'ai ces acouphènes, je suis fou d'inquiétude. Est-ce normal Docteur ?*

Répondre à cette interrogation par une question ouverte comme celle-ci « Que voulez-vous dire ? » permet d'en apprendre plus. Le sens reste à découvrir.

## 5  L'anxiété est évidente.

Le patient exprime ouvertement sa nervosité ou se plaint d'une multitude de maux. Tout médecin est capable de faire le diagnostic d'anxiété. Elle paraît évidente au sujet lui-même ou à sa famille.

Elle peut se manifester par des signes non verbaux comme par exemple l'agitation, les tics, les mimiques, les attitudes, ou les changements d'intonations et du débit de la parole.

## 6  Le praticien ne cache pas son irritation. Il est confronté à un sentiment d'impuissance.

Face à un patient perpétuellement insatisfait, malgré tous les efforts du praticien pour essayer de le guérir, « ça ne va toujours pas ! ». Le médecin est confronté à un sentiment d'impuissance.
Comment faire pour guérir  ce patient résistant à tous les traitements ? Il a tout essayé, il a réalisé tous les bilans. Que faire de plus ?
Certains diront :
- *je ne peux rien pour vous*, d'autres
- *ce n'est rien*  ou
- *ça va passer,*
- *c'est nerveux,*
- *adaptez-vous, vous allez garder ça toute votre vie !*
- *vous allez mourir avec*
- *moi, j'en souffre tout comme vous, est-ce que je me plains ? Non ! Alors !*

| Qu'est-ce qui ne va pas ? |

La plupart des sujets mènent une vie « normale ». Les souvenirs les plus douloureux sont refoulés dans une grande marmite sur laquelle leur énergie maintient un couvercle hermétiquement fermé. Tant que le couvercle reste fermé, tout va à peu près bien. Un équilibre s'établit. La personne n'a pas accès à ce qui est ainsi refoulé. L'équilibre se maintient « tant bien que mal » au quotidien, mais le patient reste fragilisé.

A l'occasion d'un surmenage, de facteurs de stress surajoutés[25], d'une maladie somatique qu'elle soit située dans le domaine ORL ou dans un autre lieu du corps, d'un trouble anxio-dépressif, ou bien d'un traitement médical ou chirurgical, l'homéostasie est perturbée[26]. Il arrive même que la force appliquée sur le couvercle s'amenuise et disparaisse. L'énergie est investie ailleurs. Le couvercle se soulève et les éléments refoulés ainsi libérés surgissent, à l'origine de sentiments (peur, colère, tristesse, culpabilité, sentiment d'injustice …) manifestés sous forme de **symptômes** en lien avec les cognitions qui les animent. Les pensées automatiques sont situées juste au dessous du niveau de conscience. Il suffit parfois d'un souffle de vent pour que tout bascule (la petite goutte qui fait déborder le vase).

Un acouphène peu traumatisant en soi, peut créer une déstabilisation importante et durable. Il s'agit d'une intolérance à un bruit interne déjà existant mais non perçu jusqu'alors.

---

[25] Voir dans l'Index en fin d'ouvrage : Classification des facteurs de stress selon leur intensité décroissante (R.A. et H.E. Holmes).
[26] L'homéostasie : équilibre interne maintenu malgré les perturbations extérieures.

- ↓ Le symptôme « acouphène » semble apparaître.
- ↓ L'acouphène existait déjà puisque l'oreille fabrique du bruit.
- ↓ Le sujet n'y prêtait pas attention, ce sifflement n'étant pas intéressant.
- ↓ Il est perturbé par son environnement.
- ↓ L'acouphène se révèle à lui.
- ↓ Il se fixe sur l'acouphène sans penser aux perturbations de son environnement.
- ↓ Il pense que le problème est l'acouphène.
- ↓ Il se trompe de sujet.

Une métaphore:
*Nous sommes dans une cité à la périphérie d'une grande ville. Une bande de jeunes se réunit au bas de l'immeuble. Ils parlent fort, chahutent, les motos pétaradent.*
- *Nous sommes en hiver. Les fenêtres sont fermées, il fait froid, le soleil se couche tôt. Pas de problème d'endormissement dans un lit frais.*
- *Nous sommes en été. Il fait chaud, les fenêtres sont ouvertes, le soleil se couche tard. La fatigue s'installe. Il est difficile de s'endormir dans un lit chaud quand l'air est chaud lui aussi. Des personnes « perdent la tête ». Elles les insultent et parfois commettent des actes répréhensibles. Elles ne supportent plus ces jeunes qui pourtant font le même bruit l'hiver que l'été.*

A méditer !

Le traitement n'est pas de crier. On ne peut pas non plus « faire disparaître » ces jeunes. Le traitement après analyse est d'équiper la chambre de fenêtres à isolant phonique et d'un climatiseur ou d'écouter une musique douce après avoir fermé les volets.

Dans un autre domaine des personnes vont d'un seul coup entendre battre leur cœur, d'autres vont percevoir leurs bruits respiratoires et intestinaux et s'en inquiéter. Elles vont alors consulter leur pneumologue ou leur gastroentérologue. Pour moi, ce ne sont pas des malades imaginaires ! Ce sont des personnes souffrant du dépassement des limites biologiquement et psychologiquement supportables. Pour quelles raisons se fixent-elles sur leurs symptômes plutôt que de sortir, se distraire, rire et danser ?

Les limites sont floues entre le fonctionnel, l'organique et le psychique. La prise en charge psychosomatique permet de détricoter toutes ces données afin de s'orienter sur chacun des chemins présentés. D'autres symptômes ORL peuvent apparaître en cas de stress surajouté : une surdité brusque, des infections auriculaires, des vertiges, une hyperacousie. Des troubles peuvent apparaître en dehors de la sphère ORL. S'ils ne sont pas « écoutés », ils se pérennisent et deviennent chroniques. Les patients font alors le tour de France à la recherche d'une *bonne oreille.*

Ainsi la somme des facteurs de stress provoque-t-elle à la longue un dysfonctionnement biologique ou somatique « vrai ». Le corps ne contrôle plus l'homéostasie. Les moyens de défense et de protection biologiques sont dépassés ce qui laisse la porte ouverte à tous les agresseurs et les envahisseurs. Pour traiter, même en médecine « moderne », il est judicieux de lister les facteurs de stress qui viendraient contrecarrer les bénéfices du traitement. Si cette prise de conscience ramène des souvenirs douloureux, l'aide d'un psychothérapeute en complémentarité avec le médecin[27], apportera les meilleurs résultats. En pratique je conseille au patient de lister les situations les pires de sa vie. Il choisira celles qu'il souhaite aborder. Une fois traitées, il s'orientera différemment dans sa vie. Je comprends tout à fait que vous puissiez penser qu'il est difficile de changer. Mais parfois entre changer et garder ses symptômes, il faut « pencher du bon côté de la balance ».

Les situations à traiter ne relèvent pas obligatoirement du stress post-traumatique tel qu'il est décrit dans le DSM IV[28]. Sans qu'aucune étiquette de psychopathologie ne soit apposée, seuls les traits de personnalité seront pris en compte. Il est vrai que n'étant pas psychiatre je ne reçois pas les patients souffrant de psychose.

Les patients manquent souvent d'informations. Vous êtes très nombreux à vous en plaindre. Vous êtes désespérés car vous pensez qu'il n'existe pas de solution. Certains d'entre vous parlent de suicide.

> Le cours des choses peut changer à chaque instant.

Le praticien qu'il soit médecin ou psychologue ne peut rien sans vous si vous ne vous livrez pas un peu.

*Emma est très dépressive après une séparation qui n'en finit pas et un avortement. Malgré une prise en charge régulière,*

---

[27] Des médecins traitants généralistes et spécialistes peuvent être de bons conseils. Ne pensez pas que vous allez les déranger avec vos histoires. Persistez si c'est important pour vous. S'il ne se trouve pas compétant, demandez-lui de vous orienter vers un psychothérapeute en qui il a toute confiance. Sinon, consultez les listes d'associations de psychothérapeutes en AT, TCC ou EMDR. Parlez-en autour de vous. Le bouche à oreille fonctionne bien aussi.
[28] DSM IV : Manuel diagnostique et statistique des troubles mentaux.

rien ne bouge. Elle arrive à l'avant dernière consultation, encore plus désespérée. Elle se sent dans une impasse. Que puis-je pour elle ?
Elle souffre de solitude. Surchargée de travail, elle termine tard et ne peut consulter qu'une fois par mois. Elle sort très peu. Elle tourne en rond. Elle connaît pourtant la solution. Elle aurait besoin de sortir plus mais elle n'a pas d'amis. Elle n'a pas connu son père. Elle a vécu dans un milieu féminin. Elle ne sait pas comment se comporter avec les hommes. Elle a tellement besoin de reconnaissance qu'elle n'ose rien leur refuser. Nous avons commencé par l'apprentissage des compétences sociales mais à raison d'une séance mensuelle, elle ne progressait pas assez vite. Court-circuitant les étapes, j'ai insisté sur la nécessité d'apprendre à refuser (à son ex-compagnon qui abusait de sa gentillesse, à son patron pour finir plus tôt et se donner les moyens de sortir).

Les personnes timides n'osent pas demander. Elles ne supporteraient pas qu'on puisse leur refuser quelque chose. Elles le prendraient très mal pensant qu'elles ne sont pas assez appréciées, gentilles, aimées…
J'ai très souvent remarqué (et les patients témoignent), qu'après l' « apprentissage des refus », à partir du moment où elles savent refuser, elles comprennent mieux qu'on puisse leur refuser en retour. Leurs croyances vis-à-vis d'elles-mêmes changent. Elles savent pour l'avoir expérimenté qu'il est possible de refuser quand on ne veut pas, tout simplement, sans qu'il s'agisse de mauvais sentiments à l'égard de l'autre. Ainsi vont-elles plus facilement demander.

*C'est ce qui s'est passé pour Emma. Elle a réfléchi à ses besoins, elle a demandé pour obtenir ce qu'elle voulait. Elle a refusé ce qu'elle ne souhaitait pas. Lors de la séance qui fut la dernière, elle se présente métamorphosée. Souriante elle* m'apprend que tout va bien ! Elle a donné sa démission. Elle a trouvé un nouveau travail. Dans la même journée elle a rencontré celui qui est devenu son nouveau compagnon. Par bonheur, il vit à proximité de sa famille qu'elle va rejoindre. Elle va déménager et fuir cette grande ville à laquelle, elle n'a pas su s'adapter au risque de tomber malade. Elle envisage une grossesse. En l'espace d'un mois, sa vie a complètement basculé du bon côté. De ses symptômes, elle ne parle plus.

> Voici une bonne question : « Qu'est-ce qui ne va pas dans ma vie ? ».

Une fois les bilans ORL revenus négatifs excluant toute lésion, il est judicieux de vous interroger : « Qu'est-ce qui ne va pas ? ». « Qu'est-ce qui ne va pas dans ma vie ? ». Il vous est possible de vous poser ces questions et de prendre le temps de réfléchir. Cela va vous permettre d'établir des liens entre l'apparition de la symptomatologie et les situations de votre vie. Les médecins ne savent pas tout, ils ne sont pas tout-puissants. Certains sont formés à plus d'écoute d'autres sont plutôt orientés vers une pratique chirurgicale. Nombreux sont ceux qui ne sont pas préparés à recevoir des confidences. Il ne s'agit pas de généraliser. C'est une affaire de personnes mais il existe des psychothérapeutes formés à ce type de prise en charge et travaillant en complémentarité avec les chirurgiens.

*Encore aujourd'hui je reçois* **Fabrice**, *un patient souffrant de la maladie de Menière qui associe les acouphènes, la sensation d'oreille bouchée, les vertiges et la surdité. Pour lui, elle a débuté par une surdité brusque. L'ORL consulté a proposé une neurotomie vestibulaire (section du nerf vestibulaire).*

*Le patient a souri. Il a trouvé cette éventualité ridicule et a préféré me consulter. Je lui ai fait comprendre qu'il était parfois nécessaire de recourir à cette extrémité lorsque les patients refusent l'idée d'une remise en question. Ils refusent la psychothérapie et préfèrent le scalpel. C'est leur droit. D'autres à l'inverse s'interrogent sur la nécessité d'une intervention chirurgicale.*
*J'ai commencé mon interrogatoire et donné les informations habituelles. D'emblée, Fabrice s'est souvenu de crises d'anxiété généralisée alors qu'il était très jeune. Elles ont été mises sur le compte d'une spasmophilie. A cette occasion il ressentait déjà des vertiges. Alors ? N'est-il pas plus judicieux de comprendre ce qui l'angoissait enfant et le mettait en insécurité, plutôt que pratiquer une section de son nerf vestibulaire ?*
*Je reste effectivement circonspecte quant à l'utilité d'une neurotomie après avoir reçu plusieurs patients pour lesquels ce geste est resté inefficace. Les symptômes acouphènes et vertiges ayant persisté malgré cette ultime solution. Ils étaient victimes d'un stress post-traumatique.*

**Le cadre de la consultation de psychosomatique**

Il est convenu de préciser le cadre dès les premières séances. Il concerne :
- la durée des séances,
- leur fréquence,
- le coût,
- la gestion des absences
- les compléments de bilans à envisager
- les traitements proposés:

- médicaux ORL pour les patients consultant en première intention,
- kinésithérapie, orthophonie, audioprothèse,

- médecine générale ou spécialisée,
- chirurgie,
- Les psychothérapies selon mon expérience : AT, TCC, Mindfulness, Hypnose ou EMDR. Il en existe beaucoup d'autres.

Prenons l'exemple de **Julien** représentatif d'une multitude de patients démunis.
*Il consulte parce qu'il souffre d'**acouphènes** tous les jours, tout le temps. Il a déjà été reçu par trois généralistes, un acupuncteur, deux ORL en ville, puis un professeur à l'hôpital. Son bilan est complet : audiogramme, potentiels évoqués du tronc cérébral, Scanner, Doppler, IRM, angioIRM, bilans biologiques, immunologiques. Tous ces examens sont normaux.*
- *pas de quoi s'inquiéter, lui a-t-on dit*
- *pas de neurinome de l'acoustique*
- *pas de conflit artère-nerf*
- *vous n'avez rien !*

***Important***

Comme la plupart des patients, **Julien** est désespéré ! **Son désespoir est-il la cause ou la conséquence de ses troubles ?** L'originalité de l'approche psychosomatique est justement d'interroger sur la cause des acouphènes et non pas de penser que les acouphènes sont la seule cause du désespoir.
- *De quoi souffrez-vous ?*
- *Julien répond: De « Mes » acouphènes, et de « Ma » surdité. Il y a aussi « Mon » hyperacousie, et à certains moments « Mon» oreille se bouche.*
  - *Depuis combien de temps souffrez-vous ainsi ?*
  - *Six mois, voire plus. Répondit-il.*
  - *Que s'est-il passé il y a six mois ou même avant ?*

*Rien !*

Il n'est pas rare que la consultation commence ainsi !

Le silence, s'il est propice à l'expression spontanée, est très mal vécu dans le cadre d'une consultation de psychosomatique. Si vous êtes adressé par un médecin à un autre médecin, si le terme de psychosomatique n'est pas évoqué, quelle qu'en soit la raison, vous vous attendez au déroulement d'une consultation médicale classique. Ce ne sera pas le cas. Le psychosomaticien après vous avoir examiné, après qu'il ait vérifié tous vos bilans, va s'orienter différemment. Il va vous écouter. Puis il va vous interroger de façon à mieux vous comprendre car il recherche « a priori » une souffrance à l'origine de vos symptômes.
Formée à l'analyse transactionnelle, j'ai admis la nécessité de fournir des informations au patient de façon à stimuler son Etat Adulte[29] et à le faire participer à sa guérison.

### * Du point de vue du médecin

Le médecin représente souvent une figure parentale ou une figure d'autorité dont le patient craint le jugement. Il doit rechercher ce qui est bon pour vous. Concernant les acouphènes, si vous le croyez lorsqu'il dit que vous n'avez rien alors qu'il s'agit d'un jugement personnel non fondé, vous êtes dans votre Etat du Moi Enfant Soumis[30]. Il se peut

---

[29] L'Etat du moi Adulte est celui qui réfléchit froidement sur des situations, des processus. Il prend les décisions en conscience, ici et maintenant. C'est celui auquel je m'adresse lorsque je vous fournis les explications nécessaires à votre compréhension.
[30] L'Etat du moi **Enfant** correspond aux pensées, émotions, et comportements qui sont une reviviscence de l'enfance. L'Enfant Soumis acquiesce même si ce n'est pas bien pour lui. Il est dit Rebelle quand il s'oppose sans réfléchir alors qu'il serait bien pour lui d'accepter. Il n'est pas au contact de ce qu'il sent et pense. Il n'est pas Libre.

que vous soyez déçu, que vous vous sentiez démuni. Ou alors dans votre Etat Enfant Rebelle, vous sentez monter la colère. En fait, vous seul savez ce qui se passe au fond de vous. N'hésitez pas à en faire part à votre médecin afin qu'il vous comprenne mieux.

Les médecins ne savent pas tout, bien qu'ils aient acquis de nombreuses connaissances, eux-mêmes n'échappent pas à la règle[31]. Ils se sont formés au sein d'une faculté, par des patrons qui, d'une « école » à l'autre, ne partagent pas toujours les mêmes points de vue. Certains « croient » qu'il existe un lien entre le psychisme, les émotions et le déclenchement de troubles somatiques, d'autres pas, jusqu'à ce qu'ils soient eux-mêmes concernés.

*Maxime, tout à la fois médecin et patient, ne croit pas à la nature psychosomatique des vertiges de Menière puisqu'il s'agit pense-t-il d'un infarctus de l'oreille, d'une lésion organique par excellence. Comment selon lui, le psychisme peut-il créer une lésion organique ? Nous savons pourtant tous que les patients cardiaques ne doivent pas subir de choc émotionnel. Pourquoi l'oreille serait-elle épargnée ? Il n'établit pas de lien.*
*Sa femme le quitte. Un eczéma apparaît. Va-t-il enfin établir un lien entre une émotion et une somatisation ? Il en convient lorsque sa vie personnelle se nourrit d'une nouvelle relation. Le conflit réparé, l'eczéma disparaît. L'eczéma est bien à mon sens une lésion organique et non pas fonctionnelle.*
*La maladie de Menière évolue sur le plan fonctionnel pendant des années, la surdité régresse après chaque crise jusqu'au jour où elle devient définitive du fait de la destruction cellulaire.*

---

[31] Des médecins se plaignent d'acouphènes et ne savent pas pourquoi. Eux aussi entament une psychothérapie et se traitent de cette façon en psychosomatique.

\* *Du point de vue du chirurgien*

J'ai présenté la psychosomatique lors d'une réunion d'ORL et j'ai évoqué plusieurs cas semblables à ceux présentés dans ce livre. Lors de la discussion, un confrère interroge :
- *C'est bien tout ça, mais nous on ne sait pas comment faire quand un patient pleure. Comment faire ?*
- *Que faire de plus qu'attendre, offrir un mouchoir, attendre encore jusqu'à ce que le trop plein d'émotions soit évacué, lui répondis-je.*
- *Et quand on a la salle d'attente pleine de monde, que fait-on ? (Il semble agacé)*
- *C'est pourquoi je reçois un patient tous les trois-quarts d'heure.*
- *Oui mais nous, on ne peut pas ! (La colère est évidente. A 23$^{Euro}$ les ¾ d'heure après dix à vingt années d'études post-universitaires, avec 50 à 60% de frais, il reste au plus 11,5$^{Euro}$ de bénéfice)*
- *Je comprends lui répondis-je.*

\* *Du point de vue du psychothérapeute*

Ecouter ne suffit pas toujours. Le psychothérapeute fait figure de Parent, mais il part du principe qu'il ne connaît rien de vous et en vous écoutant parler spontanément ou répondre à ses questions, il va recueillir toutes les données nécessaires afin de situer le symptôme dans la globalité du sujet, établir un diagnostic fonctionnel de ce qui vous arrive et vous orienter vers un traitement le plus adapté à votre cas.

L'alliance de l'analyse transactionnelle avec les thérapies comportementales et cognitives aidées des techniques d'affirmation de soi, permet non seulement de repérer les sentiments perçus, mais aussi de les nommer, d'apprendre à les traiter dans différentes circonstances de la vie. L'anxiété, la colère, la tristesse et la dépression, les sentiments d'injustice et d'impuissance, la honte, la culpabilité sont ainsi pris en compte. La joie aussi. Bien qu'il s'agisse d'un sentiment positif, certaines personnes, ne se donnent pas toujours le droit d'être heureuses. Un bon souvenir peut rendre triste parce qu'il rappelle ce qui manque. L'apprentissage des compétences sociales permet de s'affirmer, de régler les conflits, d'acquérir plus d'autonomie vis-à-vis de l'entourage et des soignants mais aussi de prendre des distances vis-à-vis des symptômes.

Pourquoi les symptômes surviennent-ils à un moment donné de votre histoire ? Tant qu'un symptôme n'est pas compris, il se représente. Cherchons à savoir ce qu'il signifie. La première consultation est essentielle. Elle fait l'objet du chapitre suivant.

# LES PREMIERES CONSULTATIONS

## Quelle est la place de la maladie dans la vie du sujet ?

La première consultation joue un rôle essentiel. L'écoute est active. Toutes les données fournies vont ensuite permettre de traiter en conséquence.

En interrogeant, il n'est pas rare de découvrir dans un passé même lointain, non seulement des épisodes identiques à celui pour lequel le sujet consulte, mais aussi d'autres pathologies survenant de façon cyclique, concomitante ou non. Le patient a besoin de l'aide d'un tiers pour établir des liens et arriver à comprendre ce qui lui arrive et se comprendre lui-même. Le patient n'hésite pas à demander des explications pour calmer son anxiété.

Quelle *image du corps* le sujet se représente-t-il? Voici quelques exemples :

*Après un lavage d'oreille[32] ou un VNG[33], nombreux sont les patients qui comme* **Christian** *s'inquiètent : « Où est passée l'eau ?», « vous m'avez fait un lavage de cerveau ? ». Pourtant ils tiennent le récipient dans lequel l'eau utilisée est recueillie. Ils n'ont pas établi de liens. Pour les rassurer, je dessine les trois oreilles : externe, moyenne, interne, et les voilà rassurés. Le tympan ferme le fond du conduit. L'eau ne va pas plus loin. Le cerveau reste intact !*

\* Avant et après chirurgie. Des planches d'anatomie, quelques dessins, des explications sur le fonctionnement de la transmission des sons, une description de l'acte chirurgical aideront à mieux comprendre et calmeront l'anxiété.

---

[32] Pour enlever un bouchon de cérumen.
[33] VNG : la vidéo-nystagmographie permet d'enregistrer les mouvements des yeux lors de stimulations (eau chaude-eau froide) provoquant un vertiges. Elle fait partie du bilan audio-vestibulaire.

\* ***Chantal*** *s'inquiète de myoclonies[34] après une myringoplastie[35] qui s'est déroulée normalement. Elles sont liées à des spasmes du muscle de l'étrier. Quelques données sur l'anatomie des trois osselets : le marteau, l'enclume, l'étrier et sa platine, permettent de la rassurer, La patiente comprend le rôle mécanique de ce muscle qu'elle arrive ainsi à se représenter dans l'espace. Elle en conclut d'elle-même qu'il n'y a rien de grave reconnaissant qu'elle est très « tendue » ces derniers temps.*

\* *Il n'est pas rare pour des patients, comme* **Paule,** *de consulter pour un autre avis, une fois l'indication chirurgicale proposée par un confrère. Elle n'arrive pas à comprendre ce que signifie le terme otospongiose[36].*

Montrer les calcifications du ligament de la platine, ce qu'est un piston, montrer à l'aide de dessins comment il sera posé, préciser sa fonction, l'ont convaincue de la nécessité de se faire opérer. Ces quelques précisions clarifient et motivent.

***Chantal*** *n'a pas dramatisé après la chirurgie et Paule a pris la décision de se faire opérer en toute conscience. Les représentations mentales anatomo-fonctionnelles ont calmé leur angoisse.*

Pour le chirurgien, prendre le temps de fournir quelques explications
- Ce n'est pas très compliqué.
- Ça ne prend pas beaucoup de temps

---

[34] Myoclonies : contractions musculaires spasmodiques, le plus souvent liées entre autres raisons, à un manque de magnésium.

[35] Myringoplastie : chirurgie réparatrice du tympan.

[36] Otospongiose : maladie héréditaire touchant principalement les femmes, provoquant une ankylose de la platine de l'étrier. Au sein de l'oreille moyenne. Il est possible qu'elle se développe aussi dans la cochlée.

- Ça permet l'adhésion éclairée du patient à ce qui va suivre
- Ça évite bien des déboires !

Il en sera de même pour expliquer le fonctionnement cellulaire. Comment se fabrique et se transmet le son au niveau de la cochlée et le long des voies auditives centrales? Comment passer d'un phénomène mécanique, l'onde vibratoire, à un influx nerveux. Les sites Internet (France Acouphènes ou stop acouphènes) regorgent de données à ce sujet. Ils sont très utiles. En consultation, dans l'instant, je me contente d'une maquette en trois dimensions. L'observation des deux cochlées et des six canaux semi-circulaires dans l'espace n'a pas besoin de s'accompagner de discours complexes. C'est aidant pour le sujet qui va établir des liens anatomo-fonctionnels judicieux.

Quand je reçois les patients en première intention, je prescris d'abord des vaso-dilatateurs ou des anti-vertigineux, parfois un anti-épileptique. La plupart du temps les personnes sont adressées pour une prise en charge psychosomatique, sur les conseils d'autres soignants dont les prescriptions sont restées inefficaces.
A l'écoute, depuis de nombreuses années, j'ai entendu confier une multitude de fois qu'ils « sentaient monter la pression, ils « avaient une soupape, une cocotte minute dans l'oreille », en lien avec des situations où les limites de ce qu'ils supportaient étaient dépassées.
La colère naît de l'envahissement du territoire et du dépassement des limites.
Cette colère, perçue comme normale par certains sujets est réprouvée par d'autres. Parfois elle est méconnue tout simplement. Comment faire lorsque les patients sont dans la méconnaissance de ce stimulus?

Le travail de psychothérapie va tout d'abord permettre de l'identifier, de la ressentir et de la nommer. Il permettra au patient de se déculpabiliser, puis de l'exprimer calmement sans « se mettre en colère ». Le sujet va repérer ses limites et apprendre à en donner. A la suite de quoi, les troubles vont diminuer en intensité et en fréquence jusqu'à disparaître complètement parallèlement à l'amélioration de ses compétences.

Des tableaux sont aidants. Ils répertorient les actions et le contrôle neuro-végétatif en lien avec les facteurs de stress[37]. Ils viennent conforter l'idée que l'homme doit être traité dans sa globalité.

**L'analyse Fonctionnelle**

L'analyse fonctionnelle est une spécificité des TCC. C'est un moyen qui permet de formuler une hypothèse sur le fonctionnement actuel du trouble.

L'objectif est de déterminer et de traiter les facteurs déclenchants et les facteurs de maintien qui créent et entretiennent le comportement-problème ou le symptôme.

Il s'agit donc de mieux connaître, de comprendre et de traiter non pas les symptômes mais leurs causes.

Il s'agira d'établir des liens entre les symptômes et diverses variables environnementales. Au delà de l'aspect de la compréhension du trouble, l'analyse fonctionnelle doit

---

[37] Classification des facteurs de stress selon leur intensité décroissante (R.A. et H.E. Holmes).

permettre de déterminer un objectif thérapeutique, et donc de bâtir un programme thérapeutique adapté à chaque patient.

*Il existe plusieurs grilles d'analyse fonctionnelle.*

1- La grille SECCA[38] est la mieux élaborée.

Cette grille se compose d'un axe synchronique dans lequel est analysé le problème actuel. Elle étudie les liens entre les **Situations,** les **Emotions,** les **Cognitions,** les **Comportements.** Elle tient compte de l'**Anticipation.**

Un deuxième axe d'étude est l'axe diachronique dans lequel sont rapportés des éléments sur l'histoire du problème. Il explore la personnalité, les facteurs déclenchants initiaux, les facteurs historiques de maintien, les facteurs aggravants, les traitements.

Ces deux axes considèrent ainsi, à la fois ce qui se passe au moment même de l'événement troublant, et la façon dont cet évènement s'inscrit au travers du temps et de l'histoire du sujet.

2- La BASIC IDEA [39] est ici notée pour mémoire. Elle procède à la même analyse différenciant l'imagerie mentale des cognitions. Plutôt qu'*imagerie* dont la résonance est

---

[38] grille SECCA (Cottraux, 1995) Situation, Émotion, Cognition, Comportement, Anticipation

[39] BASIC IDEA développée en 1973, par Arnold Lazarus, sous la forme de BASIC ID a été complétée par le Dr Jean Cottraux et par Evelyne Mollard qui y adjoindront les deux derniers éléments en 1985 (Hôpital neurologique. Service de traitement de l'anxiété 69500 Bron).

visuelle, je préfère le terme de *représentation* qui a trait aux sensations et mémorisations olfactives, gustatives, visuelles, somesthésiques et auditives. Ainsi une victime pourra se souvenir uniquement de l'odeur de son agresseur en ayant fait l'impasse sur la couleur de ses vêtements ou le timbre de sa voix. Ce sera différent pour une autre personne. L'odeur pourra servir de cible c'est-à-dire de point de départ d'une séance d'EMDR. Cette grille dissocie aussi les affects des sensations associées. Ceci est très important car il ne faut pas confondre les sentiments : peur, colère, tristesse et joie par exemple, avec les manifestations physiques des émotions qui sont des sensations perçues au sein de différents organes. Ces sensations sont spécifiques à chacun. Certains perdront connaissance de peur perdant toute couleur alors que d'autres deviendront cramoisis avec une tension artérielle élevée.Elle tient compte des traitements associés, ce qui revêt toute son importance quand on connaît l'impact des médicaments dans différents lieux du corps provoquant parfois ce que l'on redoute. Comme exemple la survenue d'acouphènes ou de troubles de l'érection à la suite d'un traitement à visée neurotrope visant à calmer la dépression consécutive à des acouphènes ou à des difficultés d'ordre sexuel.

| | | |
|---|---|---|
| B | **c**omportements |
| A | **a**ffects associés |
| S | **s**ensations associées |
| I | **i**magerie mentale |
| C | **c**ognitions |
| | | |
| I | relations **i**nterpersonnelles |
| D | **d**rogues et problèmes physiques |
| E | **e**xpectations (attentes) du client |
| A | **a**ttitude du thérapeute |

La thérapie contractuelle tient compte des attentes du patient. Il ne s'agit pas de se contenter de vouloir « aller mieux ».

Pour parvenir à ce mieux être, le patient est-il prêt à se mobiliser ? Qu'attend-il du thérapeute ?

Le thérapeute est-il prêt à recevoir ce patient-là ? Que ressent-il ? Colère, compassion, empathie, tristesse ? Est-il renvoyé à sa propre histoire ? Si c'est le cas, il aura besoin de quelques séances de supervision afin de « démêler les fils de la pelote » et éviter de projeter « sa » propre version des faits.

*Souvenez-vous du patient adressé « parce qu'il a divorcé », alors qu'en fait ses acouphènes avaient pour cause un conflit professionnel. Son divorce s'était très bien passé. Son ex-femme et lui étaient tous les deux consentants. Leur choix a été réfléchi.*

3- Les six colonnes:

La manière dont la personne se présente revêt toute son importance. Je suis attentive aux signes non verbaux. Après une étape de discours spontané, je précise la façon dont je travaille. J'ai modifié le premier axe de la grille SECCA en associant les données de l'analyse transactionnelle.

Dès la première séance, j'explique très rapidement quels sont les liens à établir entre les situations, les manifestations des émotions, les comportements et les pensées. Nous remplissons les cases ensemble et du fait de cet apprentissage, la personne pourra continuer à établir seule les liens et à les noter si elle le souhaite, entre deux séances. Les émotions se manifestent par des signes fonctionnels physiques qui peuvent être des vertiges, des acouphènes, une surdité brusque ou d'autres signes comme des douleurs, une insomnie, mais aussi des troubles organiques comme un eczéma ou un psoriasis.

Ces signes sont en lien avec des sentiments : peur, colère, tristesse, joie… Très souvent, le patient réagit à ces propos. Il se sent concerné. Il s'ensuit alors un discours spontané :

- *C'est vrai, je suis triste comme ma mère*
- *Je n'y avais pas pensé mais c'est depuis que je suis licencié que mes troubles sont apparus. Ça ne s'est pas passé dans de bonnes conditions*
- *Je me fais souvent du souci et je me demande si ça ne sert pas à me protéger ?*
- *J'étais avec mes amis, je riais bien et pourtant les vertiges sont survenus.*

Je continue à expliquer au patient:
- *Si dans certaines situations, vous ressentez des émotions, cela influe sur vos comportements : passif, affirmé, agressif.*
Le patient intervient très vite:
- *C'est vrai, les vertiges sont apparus depuis le mariage de ma fille et maintenant j'ai peur de la déranger. C'est peut-être pour cette raison que je n'ose plus prendre ma voiture.*

Le patient ne conduisait plus depuis l'apparition de ses vertiges. Il avait adopté un comportement passif d'évitement.

Le tableau des 6 colonnes est représenté ci-après :

| Situations | Emotions / Sentiments et leurs manifestations | Intensité émotionnelle cotée de 0 à 10 | Comportements | Cognitions<br><br>Pensées<br>Rêves<br>Représentations mentales | Anticipation |
|---|---|---|---|---|---|
| | Signes fonctionnels physiques émotionnels : Acouphènes, vertiges, surdité, hyperacousie… | | | | |
| | Sentiments : Peur, joie, colère, tristesse… | | | | |

**Tableau : 6 colonnes**

Le discours spontané et les réponses du patient aux questions du praticien aideront à remplir la BASIC IDEA, la Grille SECCA, les 6 colonnes qui serviront à compléter l'Analyse Fonctionnelle en vue d'établir un traitement adapté

### *Remplir un tableau sur deux semaines*

Les acouphènes sont là tout le temps et toujours avec autant d'intensité. Je conseille de remplir sur deux semaines le *tableau des jours de la semaine en fonction des heures* et d'indiquer les moments où les symptômes sont les plus importants.

| Heures/jour | Lundi | Mardi | Mercredi | Jeudi | Vendredi | Samedi | Dimanche |
|---|---|---|---|---|---|---|---|
| 0-1 H | | | | | | | |
| 1-2 H | | | | | | | |
| …… | | | | | | | |
| 23-24 H | | | | | | | |

**Tableau des jours de la semaine en fonction des heures**

Ce tableau sert aussi à répertorier les activités jour après jour et sur 24 heures. Il apporte de nombreuses informations utiles à la compréhension. Il permet très souvent de modifier les cognitions :
- *Une mère qui se culpabilisait de ne pas s'occuper suffisamment de ses enfants s'est rendue compte qu'en fait, elle leur consacrait beaucoup de temps.*
- *Une autre se disait toujours fatiguée. Les activités notées ont montré qu'elle faisait quatorze lessives par semaine. Pour une famille de quatre personnes, c'était beaucoup trop. Elle présentait des troubles obsessionnels compulsifs. Elle avait la phobie des microbes. Ce que nous avons traité par la suite.*

***L'analyse fonctionnelle permet d'apprécier la motivation :***

*\* Le sujet est très motivé.*

La plupart du temps les patients sont motivés sans quoi ils n'auraient pas réalisé un véritable parcours du combattant à la recherche d'une solution, parcourant parfois plusieurs centaines de kilomètres pour consulter. Ils n'auraient pas multiplié les consultations chez différents soignants diplômés et pour certains, en désespoir de cause auprès de charlatans. Ils ont cherché sur Internet. Ils ont consulté des forums.
Les patients souhaitent se prendre en main, s'autonomiser ou se différencier.

*\* Le sujet n'est pas motivé*

Une personne complètement désespérée par définition ne consulte pas. Elle ne trouve pas de solution pour elle-même et elle n'imagine pas que quelqu'un puisse faire quelque chose pour elle. Or les patients souffrant d'acouphènes cherchent de l'aide. Ils naviguent sur Internet. Ils consultent des forums en ligne. Je mes suis rendue sur ces forums par curiosité il y a quelques années et j'avoue avoir trouvé ces témoignages désespérants. Comment réagissent les patients face à cela ? Il ne se passe pas une semaine sans que plusieurs consultants ayant navigué sur ces forums me fasse part de leur désespoir. Pourtant il y a des solutions. Il y a quelque chose à faire !

La question à poser aux sujets renonçant à une prise en charge psychosomatique et qui se trouvent confrontés à un symptôme persistant est celle-ci:
- *Quels sont les bénéfices de la maladie ou du mal-être ?*

La réponse peut concerner la famille et le conjoint plus attentifs depuis l'arrivée de la maladie, la nécessité de prendre un temps d'arrêt pour se reposer, attendre la fin d'un procès, ou éviter de se confronter à une situation difficile.

Voici quelques exemples :

**Jean** *trouve sa femme plus gentille depuis qu'il souffre d'acouphènes.*

**Michèle** *préfère les garder plutôt que de retourner dormir avec son mari.*

**Caroline** *- et c'est très fréquent après un accident- préfère attendre la fin du procès avant d'entamer une psychothérapie, de crainte de ne pas être indemnisée à la hauteur de ses espérances.*

---

Il n'est pas possible de soigner une personne qui ne le désire pas. C'est le cas lorsque pour le patient, les bénéfices à garder le symptôme sont supérieurs aux inconvénients à le perdre.

---

Concernant la phobie sociale, lorsque les personnes désirent changer, elles se trouvent confrontées à leurs peurs. Il leur faut beaucoup de courage pour consulter. Après avoir annulé plusieurs rendez-vous, lorsqu'elles arrivent au cabinet du praticien, le plus gros du travail est déjà accompli. Les personnes souffrant d'acouphènes invalidants sont plutôt motivées. Elles multiplient les consultations à la recherche d'un professionnel susceptible d'écouter leur souffrance là où elle se trouve, au fond.

Aux patients qui se plaignent d'emblée: *Personne ne peut rien pour moi* ! A ceux-là je dis simplement: *Je comprends votre souffrance, mais pourquoi me consulter alors ? Je ne ferai pas mieux que les autres, car la seule personne qui puisse faire quelque chose pour vous c'est vous !* Je laisse passer une minute et je continue, *je vais vous expliquer comment je travaille et vous me direz si cela vous convient.* Le patient informé choisira de reprendre ou non un rendez-vous. Ensemble, nous parcourons un bout de chemin. En moyenne une dizaine de séances suffisent. Parfois plus, parfois moins.

Voici quelques solutions qui redonnent espoir et motivent:

- Offrir des témoignages de patients ayant consulté pour des symptômes identiques qui ont disparu laissant augurer une bonne évolution.
- Ce n'est pas tant le symptôme qui est gênant que la façon de le percevoir[40].
- Faire comprendre que le problème vient d'ailleurs : conflits interpersonnels, émotions liées à un traumatisme ou des facteurs de stress.
- Identifier l'intensité des troubles (symptômes).
- Chercher à établir des liens entre les symptômes et les sentiments.
- Identifier les causes ORL et psychologique.

---

[40] Le même bruit produit au niveau de la cellule nerveuse de l'audition d'une intensité de 7 à 15dB peut ressembler à un souffle, une abeille, un marteau piqueur . Il est interprété par le sujet. C'est sa souffrance qui est prise en compte.

- Chercher les possibilités de solutions, sachant que l'on ne parle plus des symptômes mais de la vie, puisque toutes les solutions ORL ont été exploitées.
- Préférer traiter les problèmes psychoaffectifs plutôt que les symptômes.
- Réaliser des mini contrats.
- Relativiser en vérifiant les bienfaits de la thérapie, pas à pas.
- Chercher quel est l'objectif de l'objectif à atteindre. Guérir pour quoi faire ? Il lui a tellement souvent été dit qu'on ne pouvait rien pour lui qu'il a fini par le croire et il a du mal à imaginer la guérison.
- L'amener à comprendre que sans lui, le thérapeute ne peut rien.

Ce travail cognitif permet d'aller très vite quand il n'existe pas de traumatismes complexes ou de troubles de la personnalité associés.

**Le contrat**

Le contrat est établi après :
- une ou plusieurs séances d'analyse fonctionnelle en psychothérapie,
- vérification des diagnostics ORL (positifs et différentiels),
- étude des traitements médicaux et chirurgicaux,
- identification des cibles à traiter,

Le cadre étant posé, le psychothérapeute et le consultant établissent un **contrat de thérapie**. La thérapie se réalise en individuel ou en groupe. Le contrat doit être réaliste et les données du contrat doivent pouvoir se vérifier concrètement en cours et en fin de prise en charge.

Un contrat se réalise à deux, il faut que les deux parties puissent vérifier les termes du contrat. La personne ira mieux par exemple quand *elle se sera réconciliée*, quand elle *aura réussi ses examens* ou *trouvé un travail,* quand elle *sera père* ou *mère*, quand elle se *sera mariée* ou à l'inverse quand elle *aura quitté son conjoint, son travail.* Le patient sent qu'il existe une ou plusieurs causes à l'origine de ses symptômes. Il ne supporte pas qu'on puisse lui dire : « *Il n'y a rien à faire* » ou pire : « *Il n'y a rien !* ». Je trouve inadmissible que des praticiens confrontés à leur sentiment d'impuissance puissent encore s'exprimer en ces termes : « *Vos acouphènes gardez-les !* », « *J'en ai moi aussi et je fais avec !* », « *Je n'ai jamais pu m'en défaire ! Ne m'ennuyez plus avec ça !* ».

Le médecin doit reconnaître qu'il a besoin de prendre le temps d'écouter. Cette écoute ACTIVE nécessite de la part du psychothérapeute une formation et un travail personnels d'analyse de lui-même et de sa pratique. Ecouter s'apprend.

**Les circonstances de survenue du symptôme**

*La consultation se poursuit*

Le patient va s'interroger sur les circonstances de survenue de ses acouphènes dans sa vie, puis au sujet de celles concernant d'autres troubles apparus **tout au long de sa vie,** même dans un passé lointain. C'est ainsi qu'il établit des liens avec un ancien licenciement, un divorce, le décès d'un être cher ou son départ à la retraite. Ce peut être la somme de plusieurs facteurs de stress distincts auxquels il n'aurait jamais pensé si le thérapeute ne l'avait pas sollicité.
La plupart des patients retrouvent dès les premières séances quelles sont les causes de leurs symptômes. Il est fréquent de constater que certains ayant pourtant parcouru la France entière à la recherche d'une solution, multiplié les

consultations, et pris tous les traitements possibles, se contentent de cette découverte. Pour eux, la boucle est bouclée.

A la fin des premières consultations, alors qu'ils ont finalement parlé de toute autre chose, sur le pas de la porte je les interroge.
- Et vos acouphènes ?
- Les acouphènes ? ….. Mais ce n'est pas important !

Ils ont oublié leurs acouphènes !

Ils ont compris ! Bien qu'ayant souffert des mois voire des années, il a suffi qu'ils expriment leurs autres souffrances et que je fournisse quelques explications anatomo-physiologiques, pour qu'ils établissent des liens entre les situations difficiles de leur vie, les émotions, les pensées. Ils vont relativiser, dédramatiser et décider de **se guérir**.

C'est très souvent le cas.

Pour d'autres personnes, selon la gravité, il faudra aller plus loin, multiplier les entretiens. Voici l'histoire de **Léon** :
*La soixantaine, il arrive dans les mêmes conditions et se plaint de ses acouphènes. Il les entend tout le temps !*
- *Alors vous entendez vos acouphènes tout le temps ?*
- *Oui, tout le temps !*
- *N'y a-t-il pas des moments où ils sont plus forts qu'à d'autres ?*
- *Non, ils sont tout le temps aussi forts.*

Par expérience, je ne prends pas au pied de la lettre tout ce que disent les patients et j'insiste en posant des questions ouvertes. Les questions sont ouvertes quand on peut répondre autrement que par oui ou par non !

Revenons à **Léon** :
- *Voilà, je vous montre le tableau suivant. (Je lui donne le tableau et explique).*

| Heures/jour | L | Ma | Mer | J | V | S | D |
|---|---|---|---|---|---|---|---|
| 0-1 H | | | | | | | |
| 1-2 H | | | | | | | |
| ...... | | | +++ | | | | ++++ |
| 23-24 H | | | | | | | |

*Il s'agit de noter sur deux semaines, les moments où votre symptôme augmente :*
- *Ce n'est pas la peine de noter quand l'intensité est faible ou moyenne, non, notez seulement les moments où il est le plus intense à trois ou quatre croix.*
- *Léon rétorque : Moi je sais quand il est le plus fort !*
- *(In petto : j'avais bien raison de ne pas le croire). Quand ?*
- *Le dimanche après-midi*
- *Qu'est-ce que vous faites le dimanche ?*
- *Rien ! Je reste devant ma télé et c'est déprimant. Je me lève, je vais dans le frigo et je mange. Je retourne devant la télé. J'aime bien les émissions historiques.*
- *Celles où il y a beaucoup de morts ?*
- *Oui, justement hier, ils montraient les camps de concentration... Et après c'était pire que tout !*
- *Vous savez, j'ai une liste de tout ce qu'il faut faire pour déprimer, je peux vous la passer si vous voulez.*
- *Non, j'ai compris.*
- *Moralité ?*
- *Je vais sortir les après-midi du dimanche. Vous ne me donnez pas de médicaments ?*

En plaisantant, j'ai ordonné des promenades le dimanche après-midi quel que soit le temps (pas d'excuses pour échapper à ça) et contre-indiqué les reportages historiques pendant un mois. Nous avons convenu d'un rendez-vous à la fin du traitement.

Un mois après, il annulait son rendez-vous parce que **tout** allait bien.

*Ali, consulte pour les mêmes raisons, il a rencontré plusieurs ORL. Ses bilans sont normaux, ses acouphènes datent de trois ans. Ils sont insupportables !*
- *Que s'est-il passé il y a trois ans ?*
- *Rien !*
- *Réfléchissez, que faisiez-vous à cette époque, il y a trois ans ?*
- *…….. Non, je ne sais pas.*
- *Et si vous saviez ?*

Ali prend le temps de réfléchir. Il continue :
- *Ah, si ! Il y a trois ans je suis parti à la retraite, et c'est alors que les acouphènes sont survenus !*
- *Quand ? A quels moments (du jour, de la semaine)?*
- *Tout le temps. Vous savez le monde est moche.*
- *Le monde est moche ?*
- *Je regarde la télé toute la journée, c'est déprimant…*

Je lui montre le tableau des heures et jours de la semaine à remplir dans l'intervalle entre deux séances.

*Après plusieurs échanges il comprend la nécessité de sortir pour s'aérer un peu. Je lui décris* **la pyramide des besoins de Maselow**[41] *du bas vers le haut :*

---

[41] En 1969, Abraham Maselow fonde le Journal of Transpersonal Psychology.

- *Les besoins vitaux physiologiques* comme par exemple manger, s'hydrater, se reposer, respirer, se laver.
- *Besoins de sécurité* et de protection pour faire face aux dangers de l'existence.
- *Besoins d'affection* et *d'appartenance* à des groupes.
A mon sens, pour avoir une bonne assise ou être ancré, il existe trois groupes importants : la famille, le travail, les loisirs. Si l'un vient à flancher (absence, perte, conflits au sein de ce groupe), il reste deux groupes pour tenir « sur deux pattes » et garder l'équilibre.
Concernant le travail, il s'agit d'activités de tous ordres, des passe-temps qui ne sont pas des loisirs, comme par exemple s'investir dans une association, avoir des responsabilités dans un groupe social, construire ou réparer sa maison.
- *Les besoins de reconnaissance* positifs qui donnent le sentiment d'exister *et l'estime de soi*.
- *Les besoins* plus élevés *de réalisation de soi* en fonction de ses goûts et de ses aptitudes: spiritualité, engagement social ou politique qui surviennent après avoir satisfait les besoins précédents[42].

Ali comprend très vite ce qui lui manque.

- *Oh vous alors ! C'est vrai qu'à la télévion ce n'est pas toujours très distrayant, et puis je regarde la guerre d'Algérie, j'ai ma famille là-bas. Il y a eu beaucoup de morts...*

---

[42] Nous devrions rechercher d'abord, selon Maslow, à satisfaire chaque besoin d'un niveau donné avant de penser aux besoins situés au niveau immédiatement supérieur de la pyramide.

*Je sens qu'Ali a besoin de parler. Je lui fais comprendre que lorsqu'il se retrouve chez lui seul toute la journée, il entend ses acouphènes toute la journée. C'est normal puisque l'oreille fabrique du bruit. Tout le monde entend des sifflements dans le silence. Quand on est distrait, on ne les entend pas. Avant, il était chauffeur de camion.*
- De quel côté les acouphènes ?
- A droite.

*Son oreille devait déjà souffrir avant sa retraite mais il n'entendait pas les sifflements dans le bruit de son véhicule, ou tout simplement parce qu'il se distrayait. Maintenant puisqu'il se trouve dans le silence toute la journée, il est normal qu'il les entende. Ce sont les mêmes pour peu qu'il les recherche. Tout seul, il y pense tout le temps. Si les émissions de télé qu'il choisit sont déprimantes, il entre dans un système où il ne perçoit que ce qui ne va pas. Il filtre ce qui va bien. Il est déprimé. Il accroche à ces propos:*
- Comment vais-je guérir moi, depuis que mon médecin m'a donné des antidépresseurs, je les entends encore plus fort !
- Si vous réfléchissez à ce que je vous ai dit tout à l'heure à propos de la pyramide de Maselow, de quoi auriez-vous le plus besoin ?
- Il faut que je sorte, que j'arrête d'attendre que le temps passe, d'autant que j'ai plein de copains comme moi, qui ont pris leur retraite. S'ils font comme moi, ils doivent s'ennuyer. Peut-être que ça leur fera plaisir de me voir.
- Bravo ! Je vous fais l'ordonnance de rendre visite à vos copains et de vous promener tous les jours une heure ou deux.

*Il quitte mon cabinet en souriant.*

*De même **Jean**, s'inscrira dans une salle de gymnastique. **Lucien** cherchera la Maison pour Tous de son quartier[43] et se renseignera afin de trouver un divertissement. **Maurice** se rendra au forum des associations de son village pour connaître les activités proposées. Il veut pratiquer le taï chi chuan pour l'équilibre et il va chercher une autre activité afin de mieux structurer son temps. **Marie** va jardiner tous les jours Quand elle jardine, elle ne les entend pas. Pourtant dans son jardin règne le silence. Elle doit surement partir dans ses rêves.*

Il est possible que les symptômes masquent le problème. Celui dont on ne peut pas parler.

***Nadine*** *entre dans mon bureau accompagnée de son mari. C'est une consultation de psychosomatique qui lui est destinée « personnellement ». Vraisemblablement, elle méconnaît le cadre. Dans ce cadre le conjoint reste dans la salle d'attente, mais ils sont âgés et semblent très fusionnels. J'accepte de les recevoir ensemble. J'imagine : « Et s'il est la cause des problèmes de Madame ? », « Et si justement, elle est privée de liberté, elle ne pourra peut-être pas se confier ? ». Effectivement rien ne se passe, elle ne se souvient de rien, elle est désespérée. Et lui aussi qui la supporte ! Toujours à se plaindre ! Le temps passe et rien! Elle n'est qu'un symptôme. Elle ne parle que de son symptôme quand ce n'est pas son mari qui le décrit pour elle. Je centre alors la consultation sur les examens pratiqués par ses médecins. « Son médecin traitant impuissant à traiter le problème» et « son ORL qui ne comprend pas ce qui se passe ! ». Elle n'a pas eu d'IRM. Par sécurité, je la demande. Après tout, elle a aussi des problèmes de mémoire. Serait-ce une maladie*

---

[43] Maison pour Tous : autrefois appelée MJC : maison des jeunes et de la culture.

*d'Alzheimer débutante? Le mari est soulagé, il y avait pensé. Elle aussi.*
- Dès que vous aurez le résultat de l'IRM vous prendrez un rendez-vous pour trois-quarts d'heure. Je vous recevrai toute seule la prochaine fois.

*Quinze jours passent, elle revient avec une IRM normale.*
- Et Monsieur ?
- Il est allé se promener dans le parc.
- Et vous ?
- ça va mieux (alors qu'elle se plaignait depuis des mois)
- Vous vous souvenez, la dernière fois je vous ai proposé de remplir un tableau, vous avez pu le faire ?
- Oui, voilà !
- Je remarque qu'ils sont plus forts en fin d'après-midi, que se passe-t-il l'après midi ?
- Rien
- Que faites-vous juste avant qu'ils n'augmentent ?
- Comme d'habitude ?
- Oui ? Pouvez-vous en dire plus ?
- Je tricote ou je brode tous les après-midi pendant qu'il regarde la télévision.
- A quoi pensez-vous l'après-midi quand vous brodez ?

*Silence..... Ses yeux rougissent ... Larmes... Je lui tends un mouchoir, elle sourit :*
- Je pense à notre fils qui est mort dans un accident de voiture. Je ne peux pas lui en parler (parlant de son mari), ça lui ferait trop de peine.

*Ainsi l'un et l'autre vivent de façon fusionnelle et ne se parlent pas. Ils sont centrés sur les acouphènes pour ne pas évoquer leur fils disparu et parler de leur souffrance et de leur solitude.*

- *De quoi souffrez-vous au fond ?*
- *Je suis bloquée, je n'arrive pas à lui en parler. J'aimerai bien sortir un peu. Notre vie s'est rétrécie depuis ...*
- *Que puis-je pour vous ?*

*Elle pleure. Elle a besoin de pleurer... Je la laisse pleurer, ses émotions étant réprimées depuis si longtemps.*

Revenir sur des traumatismes antérieurs, réveille des émotions désagréables. Les manifestations physiques des émotions et des sentiments sont déplaisantes, aussi les évènements ont-ils été enfouis au fil du temps, dans une grosse marmite sur laquelle un énorme poids, bien lourd est posé afin que le couvercle ne se soulève pas.

Appuyer très pesamment sur le couvercle nécessite de l'énergie et provoque de la fatigue.

Parfois cette marmite se transfère en héritage de génération en génération.
A l'occasion d'un stress intense ou d'une psychothérapie, quand le couvercle de la marmite se soulève[44], ça fait mal ! Pourtant c'est le prix à payer afin d'acquérir plus d'autonomie, de vivre les étapes du deuil et de guérir de ses malheurs. Ensuite quel soulagement ! Passé, présent et avenir sont ainsi pris en compte et les problèmes sont traités au fur et à mesure de leur survenue.

**Nadine** *s'excuse de pleurer. Je lui tends un mouchoir. Elle sourit.*
- *Merci. Je crois qu'en fait mes acouphènes viennent de là.*
- *Je le crois aussi.*

---

[44] Lorsque les éléments de vie refoulés se libèrent.

- *Je me contrôle. Je retiens mes émotions. Ça m'a fait du bien de pleurer.*

Les larmes asséchées, elle constate que ses acouphènes ont diminué !

## La flèche descendante

La flèche descendante comme son nom l'indique permet à l'aide du questionnement socratique (en posant une question ouverte après l'autre) de découvrir ce qui fait tant souffrir *au fond* !

**Canelle** *se plaint d'acouphènes survenus après un accident de plongée en Bretagne. Elle a failli mourir et malgré les séances de caisson hyperbare, les acouphènes ont persisté alors qu'ils auraient dû disparaître. (Qui aurait dû disparaître ?)*

- ⬇ *Il se trouve que son mari ne lui a pas rendu visite à l'hôpital alors qu'elle a failli mourir.*
- ⬇ *Elle est rongée par les ressentiments.*
- ⬇ ***Canelle*** *n'a pas guéri malgré les séances d'oxygénothérapie hyperbare.*
- ⬇ *Elle déprime.*
- ⬇ *Elle a besoin d'exprimer à son mari ce qu'elle a ressenti lorsqu'elle s'est retrouvée seule dans sa chambre d'hôpital loin de tous.*
- ⬇ *Pourquoi son mari, ses parents, ses très chers amis ne lui ont-ils pas rendu visite ?*
- ⬇ *Peut-être ne l'aimaient-ils pas assez ?*
- ⬇ *Elle a besoin (mais ça, elle n'y avait pas pensé) de vérifier ses croyances correspondant à son* **schéma d'abandon.**

*La psychothérapie lui a appris à questionner, à « sentir ce qu'elle sent », à exprimer ses sentiments. Sous forme de jeux de rôles nous nous sommes entraînées. Après avoir exprimé sa colère, elle a beaucoup pleuré.*
*Elle a pris la décision d'exprimer au fur et à mesure ce qu'elle sent. Après enquête, elle a appris que son mari et sa famille n'ont pas été informés de la gravité de son cas. Ils ont manifesté de vives émotions quand elle les a renseignés. Elle s'est sentie importante et aimée à la suite de quoi ses acouphènes se sont estompés très rapidement. Les techniques d'affirmation de soi ont été une aide précieuse.*
*Elle a osé s'opposer à son patron et a exprimé librement ses idées. Il l'a mal supporté et est entré dans une colère folle. Elle n'a pas été culpabilisée d'autant que plusieurs personnes l'ont soutenue ouvertement.*
*D'autres l'ont trouvée très courageuse. Elles n'auraient pas osé le faire à sa place. Grâce à son comportement, elle leur a rendu service. Elle s'est sentie très forte. Les techniques d'affirmation de soi ont prolongé les bénéfices bien au-delà de ce qu'elle espérait.*

Le problème comme vous avez pu le constater ne concernait pas les acouphènes. En tout cas ils ont disparu complètement.

Je ne me préoccupe pas ou très peu des symptômes. Le problème étant ailleurs.

**Les manifestations émotionnelles des sentiments**

Seuls les patients peuvent définir dans quelles circonstances leurs symptômes augmentent ou diminuent et quels sentiments sont liés à leur apparition. Les symptômes sont les « manifestations émotionnelles des sentiments ». Chaque personne est unique. Les sentiments ne peuvent pas être définis par quelqu'un d'autre que le sujet lui-même. C'est pourquoi le médecin ne peut pas projeter son savoir médical sans tenir compte de la plainte du sujet.

Jusqu'en 2000, j'utilisais les TCC et l'AT en ORL. A cette époque, compte-tenu des témoignages, j'étais tentée de dire que les acouphènes augmentaient avec la colère. Je l'ai constaté de nombreuses années. Puis un jour après des séances d'EMDR, certains patients ont évoqué la tristesse, d'autres la joie ou la fatigue.

*L'interprétation cognitive. De l'indifférence à la dramatisation.*

\* Indifférence

Au départ les émotions se manifestent par des troubles physiques sous l'effet de sentiments vifs. Elles font partie intégrante de la vie, même si le sujet n'en a pas toujours conscience.

*Florence ignore ce qu'elle ressent. Elle témoigne :*
*- J'ai toujours été forte. J'anime des conférences et je n'ai jamais ressenti de trac. Les personnes me trouvent assurée et j'ai même la capacité de les faire rire. Un jour, je m'inscris à un stage de communication offert par mon entreprise. Je monte sur scène et je me présente devant cinquante personnes, pas de problème. La formatrice me demande alors de me centrer sur mon cœur et ma respiration. J'ignorais que mon cœur battait à toute allure.*

Face à une symptomatologie ayant pour origine diverses situations (rendez-vous chez le dentiste, harcèlement, perte d'un emploi ou d'un proche, ou annonce d'une maladie), la pensée consciente interprète ces signaux. Des personnes minimisent et restent indifférentes, déniant et négligeant des symptômes importants pour le dépistage de maladies graves. Selon le degré de gravité, il est possible de les sensibiliser à leurs symptômes. Le premier travail pour le patient, sera donc d'apprendre à ressentir par lui-même.

Comment traiter un problème si le sujet reste dans l'ignorance des symptômes ou des stimuli qui le caractérisent. Comme Florence, les patients vont apprendre à percevoir ce qu'ils sentent.

Il se peut que le patient soit dans la méconnaissance même des stimuli, tant au niveau
- de son ressenti : il ne se rend pas compte qu'il se passe quelque chose d'anormal,
- que de son interprétation : le patient ne se rend pas compte qu'il s'agit d'un problème
- ou de la façon de le traiter : il ignore la possibilité de faire quoi que ce soit pour changer ou résoudre le problème.

La méconnaissance[45] est une « perception tronquée de la réalité, qui n'est pas une simple erreur mais une construction de la réalité personnelle à laquelle la personne tient et qu'elle est prête à justifier ».
Des personnes peuvent aussi rester indifférentes comme coupée d'elles-mêmes. Le terme de dissociation est employé pour définir cet état de disparition émotionnelle face à des situations dramatiques.

Selon la susceptibilité individuelle, les réactions restent très variées. Ces réactions émotionnelles se manifestent par des signes fonctionnels physiques qui, selon les schémas et nos aptitudes à faire face, seront plus ou moins bien interprétés ou

---

[45] Les méconnaissances : Eric Shiff. Prix Eric BERNE 1980 - Ken MELLOR et Eric SIGMUND : Méconnaissance et redéfinition. AAT.

tolérés : acouphènes, vertiges, surdité brusque ou fluctuante, douleurs, tensions, accélération du rythme cardiaque ou respiratoire, blocage articulaire, dysfonctionnement intestinal, rougeur, pâleur, sueur, sécheresse, troubles du sommeil, de l'attention et de la concentration et bien d'autres sensations.

Les manifestations somatiques des émotions (les symptômes d'intensité variable) sont en lien avec des sentiments plus ou moins mêlés : peur, colère, tristesse, joie mais aussi honte culpabilité etc... Il est tout aussi possible de *tomber dans les pommes* de colère, que de peur ou de joie. Un sentiment positif peut provoquer des symptômes. Il est possible qu'à l'occasion d'une situation de détente ou de bien-être, en relâchant la vigilance, une image mentale angoissante ou irritante, ou triste, vienne titiller l'esprit juste au dessous du niveau de conscience provoquant à contrario des sensations désagréables.

Que répondre à un patient qui réagit comme nous l'avons vu précédemment en questionnant :
- *J'étais avec mes amis, je riais bien et pourtant les vertiges sont survenus. Comment expliquez-vous cela ?*
- *Il est possible de rire avec des amis et à un niveau subconscient d'être parcouru par une pensée angoissante ou attristante à l'origine des symptômes. Que s'est-il passé ce jour-là ? Quand vous revoyez la scène avec toutes les sensations associées à ce moment-là, qu'est-ce qui vous vient ?*

Le médecin psychosomaticien va chercher à identifier les **sentiments authentiques** en utilisant la *flèche descendante*. Il va poser une succession de questions ouvertes.

*Hugo* souffre d'une maladie de Menière. Il s'est souvenu :
- *C'est vrai mon ami Georges se penchait près de sa voisine, il la courtisait alors que sa femme n'était pas loin. J'ai pensé qu'il pouvait la tromper.*
- *Que s'est-il passé pour vous ?*
- *J'ai fait un grand vertige*
- *Bien sûr, mais ce que je vous demande c'est de vous souvenir des circonstances. Que s'est-il passé ? Que vous êtes-vous dit ?*
- *J'ai repensé à ma relation avec mon ex-femme (silence).*
- *Oui ?*
- *Elle est partie pour un autre (pleurs). Excusez-moi. Je n'ai pas l'habitude de pleurer.*
- *Pourquoi vous excuser ? Il est normal de pleurer de tristesse.*

Ce jour de vacances, Hugo a *pleuré dans ses vestibules* alors qu'il riait avec ses amis au moment de l'apéritif sous une tonnelle ombragée. Tout allait bien pour lui *apparemment*. La joie montrée était un sentiment parasite. La tristesse par contre était le sentiment authentique à rechercher, manifestée par les symptômes de la maladie de Menière.

\* La dramatisation

Certaines personnes dramatisent et consultent sans cesse leur(s) médecin(s) persuadées d'avoir *quelque chose de grave alors qu'il leur est dit qu'elles n'ont rien*. Les médecins ou la famille les qualifient de nerveuses, hyperexcitables, spasmophiles, fatigables. Leur dire *ce n'est pas grave*, ne les traite pas. Ce peut être tout le contraire !

Qu'est-ce qui fait qu'un symptôme identique est perçu différemment ? Le sens des mots (maux) est propre à chacun, à nous psychosomaticiens d'aider le patient à le découvrir.

Les acouphènes peuvent ressembler selon l'interprétation de chacun à un chant d'oiseau, une mouche, un bourdonnement d'abeille(s), une clochette, un souffle, du vent, une cocotte minute et bien d'autres bruits électriques, mécaniques, une machine, du papier froissé, un rouleau compresseur...Pour la même qualité de bruits et la même intensité, certains patients éprouveront peu de gêne alors que d'autres seraient prêts à se suicider.

> La plupart des acouphènes ont une intensité mesurée comprise entre 7 et 15 dB, ce qui est faible.

Des examens audiométriques ou vestibulaires (cliniques ou vidéo-nystagmographiques) peuvent être normaux alors que l'IRM est perturbée. A symptôme égal, les personnes peuvent souffrir d'un trouble passager ou être obligées de rester couchées une journée, plusieurs jours voire quelques semaines.

Au départ le symptôme-sonnette d'alarme est unique et passager. S'il n'est pas entendu, si aucun changement n'est entrepris, il va s'intensifier et il peut devenir chronique. De fonctionnelle, l'atteinte peut devenir organique, pour exemple les inflammations chroniques qui se pérennisent et se compliquent, ou bien la maladie de Menière dont les crises aggravent la surdité qui, de ponctuelle, devient définitive. A la longue, les cellules nerveuses sont détruites. C'est pourquoi, si les mentalités des praticiens et des patients eux-mêmes évoluent, si la prise en charge devient précoce et non pas en fin de course comme c'est le cas aujourd'hui, nous arriverons à prévenir l'évolution de cette maladie vers la surdité définitive.
La prise en charge psychosomatique joue un rôle curatif et préventif.

## *Les sentiments authentiques*

Il existe des sentiments divers en plus des quatre sentiments de base que sont la peur, la tristesse, la colère et la joie, les combinant plus ou moins. Ils se déclinent en qualité et en intensité selon les circonstances de la vie.
Il s'agit de la culpabilité, de l'envie, la jalousie, le dégoût, la honte, les sentiments d'injustice ou d'impuissance. Il en existe beaucoup d'autres.

Pour moi, et je sais que selon les écoles, les définitions diffèrent, le sentiment est une interprétation cognitive alors que l'émotion est la manifestation d'une perturbation biologique de l'expression des neuromédiateurs (adrénaline, acéthylcholine et autres), de facteurs pharmacologiques, de la sécrétion des hormones, des défenses immunitaires et leur retentissement physique, chimique et cellulaire, du tonus musculaire.
La manifestation des émotions est une rupture d'un équilibre sans cesse en mouvement. Julien Gracq a écrit : *Le rassurant de l'équilibre, c'est que rien ne bouge. Le vrai de l'équilibre, c'est qu'il suffit d'un souffle pour tout faire bouger.*

Le psychosomaticien n'est pas un magicien. Il prendra le temps d'interroger ses patients. Chaque sentiment est la conséquence de la survenue :
- d'un danger pour la peur,
- d'une perte ou d'un manque pour la tristesse.
- de la réussite pour la joie
- du dépassement des limites pour la colère

Vous comprendrez ainsi que les sentiments servent d'antennes utiles à la perception de notre état intérieur en réaction à l'environnement qu'il s'agisse de relations interpersonnelles ou d'évènements. Ainsi vont-ils nous permettre d'adapter notre réponse face à des stimuli. A chaque sentiment correspond un traitement spécifique. Il est important de se protéger d'un danger, de se faire consoler en compagnie de personnes « nourrissantes » quand on est triste ou de traiter sa colère par la parole et l'échange dans le but de clarifier la situation. La joie se partage. Si vous réussissez un bon petit plat ou un examen et que vous êtes seul sans personne avec qui partager votre réussite, qu'allez-vous ressentir ? Ne serait-ce pas de la tristesse ?

Les émotions sont communicatives. Un soignant non formé risquera de projeter ses propres émotions et croyances, ou bien de prendre pour lui-même les réactions de ses patients, d'où la nécessité pour les psychothérapeutes de se connaître et d'être au clair avec leurs propres émotions et sentiments. Ce travail d'analyse concernant les émotions manifestées physiquement en lien avec les sentiments élaborés dans la psyché, est à la base du traitement psychosomatique.

*Les sentiments parasites*

Il arrive de repérer des sentiments non authentiques. Il s'agit des sentiments parasites ou « rackets », définis ainsi en analyse transactionnelle. Les sentiments non acceptés par le milieu familial sont réprimés dans l'enfance et remplacés par d'autres sentiments autorisés. Ces sentiments «parasites» sont utilisés pour obtenir des gratifications et des signes de reconnaissance dont les sujets ont besoin. Plus tard, ils vont provoquer des relations ambiguës et confuses avec les autres. La thérapie mettra à jour les sentiments parasites et permettra au patient d'en prendre conscience, de retrouver le sentiment authentique à exprimer et de se le réapproprier.

## *Application à l'ORL*

*La colère :*
Les personnes souffrant d'acouphènes montrent souvent de la tristesse (conséquence de l'immobilisation et de l'isolement) alors qu'au fond d'elles-mêmes, elles ressentent de la colère.

> Prescrire ou réclamer des antidépresseurs pour traiter une tristesse qui n'en est pas une, ne traitera ni les vertiges, ni les acouphènes et ni leurs conséquences. Ils risquent même d'augmenter les symptômes et le découragement. De plus, il faut faire la différence entre dépression et tristesse ! Il est possible d'être triste sans être déprimé.

Ecoutons :
- *Je sens monter la pression,*
- *C'est comme une soupape,*
- *Il faut que j'explose,*
- *J'attends, j'attends et à un moment ça part,*
- *C'est la goutte d'eau qui fait déborder le vase.*

Ce langage très imagé symbolise l'effet physiologique de la colère sur l'appareil cochléo-vestibulaire. Or le traitement de la colère n'est ni un antidépresseur ni la consolation. On se trompe de chemin. Le traitement de la colère est de la dire. Non identifiée et mise sous silence, la pression augmente tant sur le plan des sentiments que des liquides intra-labyrinthiques !

*La tristesse :*

J'ai souvent entendu à ce propos : *En fait, je pleurais dans mes vestibules.* Il s'agissait bien de la tristesse dont la manifestation extérieure était réprimée.

La tristesse peut-elle aussi augmenter la pression des liquides intra-labyrinthiques au même titre que la colère?
Je le crois volontiers, ce sont les patients qui le disent.
Elle est un des signes de la dépression au même titre que la sensation de vide intérieur, de fatigue, du sentiment de n'avoir envie de rien, de l'impossibilité de se projeter dans l'avenir, de l'insomnie, de la diminution de la libido et de la perte d'appétit...

> Les conflits intra et extra-psychiques, peuvent être tout autant la cause que la conséquence des symptômes et des maladies.

### *Les conflits sont la cause des symptômes*

*En mars 1993, je réalisais des bilans audio-vestibulaires à la clinique jeanne d'Arc à Lyon. Ce jour-là, plusieurs patients au profil identique ont consulté. Ils ne ressemblaient pas à ceux consultant habituellement. Je les ai interrogés avec curiosité.*

*Il s'agissait de jeunes cadres dynamiques de sexe masculin. Que signifiaient leurs symptômes vestibulaires, véritables sonnettes d'alarme ? Que se passait-il dans leur vie pour qu'ils en arrivent là? Ils m'ont répondu qu'ils avaient toujours tout réussi mais maintenant, quelque chose leur échappait. Ils ne réussissaient plus aussi bien qu'avant. Ils se sentaient déstabilisés et présentaient des vertiges.*

Souvenez-vous, Mars 93 ? Elections législatives ? Chute du PS ? La crise financière ? Ils ignoraient encore son existence lorsque les troubles fonctionnels sont survenus. Ils *méconnaissaient le problème* qui venait de l'extérieur. Or ils se sont *personnellement* remis en cause, d'où la déstabilisation narcissique et l'apparition des vertiges. Intérieur, extérieur, conscient, inconscient, je décidais d'en

117

savoir plus. Que faire quand les troubles liés à l'environnement quel qu'il soit, retentissent sur la vie du sujet tant au niveau intérieur somatopsychique, qu'au niveau extérieur relationnel comportemental ou autre? La prise en charge psychosomatique répond à cette demande et l'aide des TCC, des techniques d'affirmation de soi et de l'EMDR est précieuse.

*A l'inverse les symptômes sont en eux-mêmes des facteurs de stress*

Le psychosomaticien étudie aussi les répercussions des maladies et des symptômes, considérés en eux-mêmes comme facteurs de stress et source d'anxiété, de dépression ou d'autres pathologies en chaîne.

Comme nous avons pu le constater chez ces jeunes hommes dynamiques, les symptômes de la maladie de Menière, ont agi en tant que facteurs de stress et ont perturbé non seulement leur équilibre physique mais aussi psychique. Ils étaient narcissiquement perturbés. C'est comme si *toute leur personne* était anéantie.

Je leur ai demandé d'établir leur emploi du temps sur une semaine répertoriant les temps réservés:
- aux soins vitaux (alimentation, respiration, repos, sommeil, propreté, sexualité et soins du corps)
- aux activités professionnelles, familiales,
- aux associations et aux loisirs de toutes sortes
- à l'intimité ?

Puis nous avons réalisé ensemble un « camembert »[46] dont les données ont montré : Loisirs 3%, famille 3%, travail 64%, repos et sommeil 30% de leur temps.

---

[46] Camembert : graphique représentatif

Ce qui signifiait en moyenne quatorze heures de travail par jour. Il n'était donc pas étonnant qu'ils soient déstabilisés. Autant dire que si leur travail représentait plus de la moitié de leur vie, si professionnellement ça n'allait plus, c'était comme si leur personne toute entière était gravement touchée. Ils « perdaient leur équilibre » tant physique que mental. Ils ne maîtrisaient plus. Alors, les vertiges, cause ou conséquence du stress?

Ils ont été très étonnés lorsque je leur ai conseillé de se faire plaisir. Un rictus et j'ai eu comme l'impression qu'ils pensaient à quelque chose de sexuel? A l'époque, je n'étais pas psychothérapeute. Le cadre n'étant pas celui d'une prise en charge psychologique, je leur ai prescrit des antivertigineux mais à partir de ce moment, j'ai décidé de traiter des *personnes en souffrance* et non plus seulement des *symptômes* ou *des « mal-a-dit »*.

***Caroline** est totalement déprimée, si déprimée qu'elle présente des difficultés à se lever le matin pour se rendre dans des agences intérimaires. Elle continue malgré les échecs, à s'orienter vers la même profession. Secteur déserté de nos jours. Je l'interroge :*
- *Est-ce votre seule orientation ?*
- *Oui*
- *Qu'est-ce qui vous intéresse dans la vie ? S'il n'y avait qu'une chose, ce serait quoi ?*
- *Jouer de la guitare.*

*Elle adore jouer mais lors d'un bilan de compétence, le psychologue du travail a méprisé ce hobby. Il n'en a plus jamais parlé et Caroline non plus. Elle a confié sa colère envers ce praticien le dernier jour de la thérapie.*

Juste avant de recevoir Caroline, je me suis occupée de chômeurs et l'équipe avec laquelle je travaillais, les a formés à s'orienter sur la voie du plaisir plutôt que sur celle de la contrainte. Ainsi en six semaines, soixante quinze pour cent des chômeurs ont trouvé un travail dans une profession pour laquelle ils n'avaient pas été formés mais qu'ils avaient envie d'exercer. Il a fallu les soutenir et leur apprendre à faire face aux critiques et à l'incompréhension de leur entourage. On peut comprendre qu'il ne soit pas facile pour des parents d'accepter que leurs enfants abandonnent leur profession alors qu'ils se sont saignés aux quatre veines pour financer des études supérieures longues et coûteuses. Pourtant c'est le seul moyen de trouver un sens à donner à leur vie et de retrouver la santé !

*__Caroline__ a tenu bon. Elle est devenue intermittente du spectacle et elle a parcouru toute la France, remplaçant de ci de là des musiciens. Ses réveils matinaux sont devenus joyeux et non plus angoissants. Je l'ai guidée pas à pas, fixant au départ les tarifs de ses interventions, réalisant avec elle une plaquette de publicité, lui donnant des adresses de salons où elle pouvait la distribuer. Elle a suivi scrupuleusement mes conseils ajoutant chaque fois une petite touche personnelle. L'élan était donné. Elle a espacé ses rendez-vous puisqu'elle allait mieux, puis elle a décidé d'arrêter se trouvant complètement guérie.*

**Langage verbal et non verbal**

Au cours de la consultation de psychosomatique, il est tenu compte du langage verbal et non verbal. Alors que je réalise des bilans de langage dans un centre de PMI[47], une mère témoigne qu'elle *ne parle pas à son enfant parce qu'il ne lui*

---

[47] PMI : protection maternelle et infantile.

*parle pas !* Croit-elle que son enfant ne s'exprime pas parce qu'il ne prononce pas de mots ?

Pourtant le corps « parle ». Les comportements, les émotions et les maladies, les rêves, les représentations mentales sont un langage. Pour le comprendre, il suffit d'observer et d'écouter « le langage des oiseaux ». Le corps, ses sons, les intonations, le choix des mots parlent sans que le sujet en ait conscience. Il reste à découvrir.

- Attitudes corporelle et leurs changements
- Regard et ses directions
- Mimiques et leurs changements brutaux
- Comportements divers
- Manifestations physiques des émotions
- Apparition de troubles neurovégétatifs
- Symptômes fonctionnels caractéristiques
- Somatisations vraies
- Mélodie, intensité, débit, hauteur de la voix
- Qualité du discours spontané
- Silences
- Passage du coq à l'âne
- Phonèmes utilisés, syllabes simples ou complexes
- inversion des consonnes
- Mots stéréotypés
- Bégaiement
- Difficulté d'exprimer les sentiments
- Retour en boucle sur les mêmes sujets
- Parler pour ne rien dire
- Discordances entre langage verbal et non verbal par exemple dire je vais le faire en hochant la tête de droite à gauche ce qui signifie
- Rêves récurrents

## Les rêves

Les rêves en disent long. Selon ce que rapporte le patient de ses rêves, il est possible de détecter l'époque à laquelle le traumatisme est survenu. Rêver de piscines remplies d'eau, de murs d'enceintes, d'une eau tranquille et chaude rappellerait la période de la gestation. Rêver d'un tuyau étroit d'où l'on a du mal à s'extirper: plutôt la naissance. Rêver de passeports ou de cartes d'identité évoquerait le genre féminin ou masculin, l'appartenance à un groupe ou à un pays. Les rêves d'eau dans laquelle se reflète le soleil tendraient à parler du père. Beaucoup de personnes ont peur de rêver de dents (dedans ?). Pour elles cela signifie la mort.

Or la croissance et la chute des dents marquent le passage d'une étape à une autre de la vie. Les dents définitives poussent après la chute des dents de lait.
Mort, perte, séparation, passage, naissance, renaissance sont des sujets évoqués en thérapie. L'intérêt est porté sur ce qu'a ressenti la personne pendant et après le rêve. Il est important de noter si elle se sent ou non personnellement concernée. Des questions sont suggérées, poussant le sujet à enquêter auprès des proches, de la mère en particulier. Elle découvrira la survenue d'un deuil, d'un accident, d'un départ ou de tout autre évènement ayant une valeur émotionnelle pour la famille à laquelle le sujet appartient (et donc pour le sujet lui-même).
Poser des questions où l'on répond autrement que par « oui » ou « non », s'apprend. Ce n'est pas facile quand on explore des domaines sensibles, face à un entourage qui reste sur la défensive. Il arrive que la personne n'ose pas demander, submergée par ses émotions. C'est à ce moment que sont utiles les techniques d'affirmation de soi et l'apprentissage des compétences sociales. Elles aident à savoir *que dire* et *comment le dire* de façon acceptable.

Les jeux de rôles pratiqués en séance, permettent de mettre à jour les schémas précoces d'inadaptation de Young[48] et de traiter correctement les manifestations des émotions. Rendre conscient un évènement douloureux permet grâce aux TCC et à l'EMDR de résoudre les conflits en trouvant des alternatives aux croyances néfastes et en libérant le sujet de son carcan émotionnel. C'est aussi un moyen de traiter les symptômes et les autres somatisations. Parfois les séances se déroulent dans la sensation, sans les mots.

*Gautier en est à sa sixième séance de prise en charge psychosomatique. Il se plaint à certaines occasions de nausées. Il ne supporte pas les manèges, les voyages en voiture. Il traite une cible[49] en EMDR. Les nausées apparaissent et augmentent très fortement au cours des stimulations visuelles qui, habituellement, diminuent l'intensité des symptômes. Les mouvements des yeux ne les calment pas. Je remplace les mouvements des yeux par un toucher alternatif de ses genoux. Il préfère cette stimulation tactile et il le signifie d'une telle façon qu'un souvenir concernant sa vie embryo-fœtale me revient. Il se balance de droite et de gauche comme s'il se trouvait dans une voiture parcourant une route de montagne sinueuse.*
*J'établis un lien entre ce qu'il montre et un évènement raconté quelques séances plus tôt. Je reste pourtant silencieuse. Je continue les stimulations.*

---

[48] Young : Young, J.E. et Klosko, J.S., « Je réinvente ma vie », Les Éditions de l'Homme, 1995. Le concept de "schéma", surtout introduit par Beck, est central aux modèles cognitifs. Les schémas sont les croyances (connaissances) de base qui constituent la compréhension qu'a un individu de lui-même, du monde et des autres. Ces croyances s'élaborent à partir des expériences vécues au cours de la vie. Les expériences de l'enfance sont particulièrement marquantes pour l'élaboration des schémas.

[49] La cible est l'élément le plus stressant d'une situation donnée. Ce peut être une expression de visage, une intonation de voix, un geste, une image, une odeur, le crissement des freins ou toute autre chose.

*Le patient avait évoqué une scène où sa mère voulait sauter de voiture alors qu'elle était enceinte. J'imagine les cris des personnes cherchant à la retenir et les mouvements du corps de sa mère. Tout à coup, le patient s'écrit : « C'est qu'elle tenait à moi si elle n'a pas sauté ». Nous étions l'un et l'autre sur la même longueur d'onde.*
*Un fœtus peut-il souffrir du mal des transports ? Il semblerait que le patient ait mémorisé les mouvements du corps. Il a mémorisé physiquement cet évènement. Sa mère ne lui en a jamais parlé et elle n'a jamais voulu reconnaître qu'elle était enceinte de Gautier avant son mariage.*

Avoir accès au livret de famille n'est pas toujours chose facile. Il suffit de demander pensez-vous. Des parents le cachent ou refusent de le montrer à leurs enfants pensant ainsi garder des secrets de famille. On peut comprendre qu'il soit angoissant de les livrer, mais souvent les croyances les soutenant sont pires que la réalité elle-même. A une époque, celle de nos mères, attendre un enfant sans être mariée était une honte pour une femme et pour son entourage. De nos jours, il en est tout autrement.

*C'est pourquoi la mère de Gauthier lui cache la vérité restant fixée à ses émotions du passé. Lui ne comprend pas car au jour d'aujourd'hui, il pense que ce n'est plus un drame pour la plupart des femmes.*

Quand un patient ressent de fortes émotions à l'idée de demander pour recueillir les informations souhaitées, je lui conseille en premier lieu d'identifier ses droits et ceux de son interlocutrice (il s'agit le plus souvent de la mère ou d'une femme de la famille). Les techniques d'ADS apprennent à être le plus précis possible, à persister en cas de refus tout en étant en empathie pour l'autre. La répétition des jeux de rôles en séance permet de diminuer les émotions au fur et à mesure de leur répétition.

Si la personne se voit opposer un refus, en désespoir de cause, il lui est toujours possible de demander des renseignements dans les services d'état civil des mairies, des Archives Départementales ou auprès du greffe du tribunal.

Des personnes sont victimes de traumatismes précoces datant de la prime enfance ou de la vie in utero. Elles en gardent un vague souvenir et ne s'expliquent pas des comportements, des rêves évocateurs, des intuitions qu'elles ont tendance à trouver bizarres.

Plusieurs de mes patients ont évoqué le souvenir d'un jumeau au stade fœtal. Elles ont le sentiment qu'il « manque toujours quelqu'un ». La sensation de la perte d'un contact physique sur les bras, les jambes, le dos, la sensation de vide d'un côté du corps, ou le comportement d'acquérir tout en double sont manifestés comme si un jumeau avait disparu.

*Cet été* **Léopold** *fête ses trente ans. La famille est réunie. Il apprend d'une tante lors d'une discussion en aparté, que sa mère a fait une fausse-couche alors qu'elle « les » attendait. Il n'a pas compris tout de suite mais ces paroles revenaient en boucle et il s'est senti très troublé. La lumière s'est faite lorsqu'il a compris qu'elle parlait d'un jumeau. Il m'a dit « j'ai toujours su qu'il me manquait quelqu'un ». Il a eu la chance de pouvoir vérifier auprès de sa mère la véracité de ses suppositions.*

Les mères ne se souviennent pas toujours. Elles ne parlent pas spontanément. Comme pour Léopold, il peut arriver qu'une personne, bien innocemment, trahisse ce secret. Ces patients se sentent libérés, allégés car tranquillisés une fois leur histoire reconstituée.

# LE STRESS

## Les facteurs de stress

Le stress est un trouble de l'adaptation aux changements. Il augmente le tonus du système orthosympathique.

L'hypothèse d'un déficit parasympathique semble possible chez de nombreux patients porteurs d'acouphènes. Elle permet de comprendre pourquoi le stress, la fatigue ou les émotions peuvent être des facteurs déclenchants.
Or, il arrive que des personnes voient leurs acouphènes augmenter quand elles se reposent. D'autres diminuer quand elles s'activent.

Les facteurs de stress sont multiples[50] et dans les cas les plus difficiles, il s'agirait de séparations douloureuses, de deuils non résolus, de harcèlements en famille ou dans le travail, ou d'une somme de situations qui mettent le corps en péril. Aussi faut-il considérer le symptôme comme un ami, une sonnette d'alarme qui dit « trop, c'est trop ! ». C'est pourquoi une situation mineure peut rendre un sifflement ou un bourdonnement insupportable, comme si le symptôme était la *goutte d'eau qui faisait déborder le vase.*
Dans le cadre de la consultation de psychosomatique, l'apparition de l'acouphène coïncide souvent (mais ce n'est ni toujours évident, ni facile à retrouver), avec un événement stressant ou traumatisant. Les patients l'évoquent spontanément. Si ce n'est pas le cas, il faudra le rechercher. Certains sujets s'adaptent volontiers et d'autres pas.

---

[50] Voir Classification des facteurs de stress selon leur intensité décroissante (R.A. et H.E. Holmes) dans l'index situé en fin d'ouvrage.

*Les acouphènes sont eux-mêmes stressants.*

Les patients souffrant d'acouphènes entrent dans un cercle vicieux car le symptôme *acouphène*, génère un stress qui, lui-même, exacerbe les acouphènes. Se crée alors la peur de l'aggravation des symptômes et du cortège de signes accompagnateurs. Il n'est pas rare de constater des modifications du comportement et de l'humeur. La préoccupation devient presque obsessionnelle. Il est nécessaire de considérer les symptômes comme une sonnette d'alarme et une amie. Qu'a-t-elle à dire ?
 - *Prends soin de toi,*
 - *Ralentis,*
 - *Refuse ce qui ne te convient pas,*
 - *De quoi as-tu besoin ?*

L'intensité de l'acouphène est très faible, 7 à 15dB, alors pourquoi la personne a-t-elle tant de mal à s'adapter (ou à s'habituer)? Qu'est-ce qui ne va pas ?

## Le stress post-traumatique[51]

Après une exposition à une seule ou à plusieurs situations dramatiques, une personne, que ce soit un enfant, un adulte ou toute une famille, ressent un sentiment de détresse, d'impuissance et d'horreur. La peur est à l'œuvre et accompagne l'évènement qui est revécu par la résurgence de souvenirs au moyen de pensées intrusives, de cauchemars ou de flashbacks.

Il est possible que le syndrome (PTSD) soit immédiat ou qu'il survienne en différé quelques semaines à plusieurs mois après le traumatisme comme si le sujet était resté sidéré

---

[51] PTSD : Post-Traumatic Stress Disorder.

durant l'intervalle. Le stress est considéré comme un trouble de l'adaptation à un changement. Il a pour conséquences des perturbations de la vie socio-professionnelle, sentimentale et sexuelle.

L'incidence est globale : émotionnelle, comportementale ou cognitive.

Selon les sujets la réponse sera plutôt orientée vers la **passivité**. Le sujet aura tendance à éviter des conversations ou de situations rappelant l'évènement réel ou son vécu. Il se sentira incapable de faire face, ce qui aura une incidence sur son moral tendant à être pessimiste, sans possibilité de se projeter dans l'avenir. Sur un plan purement affectif, il se sentira bloqué. Il lui arrivera de ne plus rien ressentir. Il s'ensuit un désintérêt socio-affectif et des troubles du lien conduisant parfois à l'invalidité.

A l'inverse d'autres sujets vont s'agiter et devenir agressifs. Ils auront un sommeil difficile, des troubles de l'attention et de la concentration. On les trouvera nerveux, fragiles, irritables, hyper-sensibles, hyper-vigilants. Quand il s'agit d'enfants hyperactifs, penser au PTSD. Les traiter en EMDR évitera la prise de drogues assoupissantes.
En psychosomatique, j'établis un parallèle entre l'hyper-irritabilité psychique et les conséquences biologiques du PTSD aigu :

---

**PTSD**
1% de la population générale.
643.000 personnes seraient concernées par le stress post-traumatique en France

Voici un bref rappel des deux axes de fonctionnement biologique du stress :

1 L'un agit dans l'urgence orienté vers la fuite ou l'action, le combat. On le considère comme un réflexe médullaire, bulbo-protubérantiel ou sous cortical, n'atteignant pas la conscience. Le neuromédiateur est l'adrénaline et la noradrénaline libérées par les glandes médullo-surrénales situées au dessus des reins. Les taux sanguins des catécholamines et du cortisol sont augmentés ayant pour conséquence une boucle de rétroaction négative sur l'axe hypothalamo-hypophysaire. Les IRM fonctionnelles montrent une élévation du débit sanguin cérébral dans l'amygdale droite et le cortex orbitofrontal. L'amygdale semble jouer un rôle en ce qui concerne la détection des dangers.

2 L'autre est provoqué par des stimulations chroniques, persistantes, répétées dans le temps aboutissant à un épuisement surrénalien. Le taux de cortisol est abaissé avec pour conséquence un dysfonctionnement du système hypothalamo-hypophyso-cortico-surrénalien. On a constaté chez les personnes subissant un stress chronique dès le plus jeune âge, une diminution du volume de l'hippocampe. Les blocages psychologiques dont on parle ont une conséquence anatomo-fonctionnelle. Les réseaux synaptiques ne se constituent pas normalement. Le nombre de synapses étant inférieur à la normale du fait de blocages ou d'un manque de stimulations. Il s'en suit une insuffisance de développement ou une involution du volume de l'hippocampe. Il s'agit du centre des émotions et des sentiments. Ce système dont le mode d'action est progressif a tendance par le biais des corticoïdes libérés par la médullosurrénale à augmenter l'endurance, mais il déprime les défenses immunologique.

Concernant le PTSD aigu, la stratégie adaptative serait d'exercer un contrôle sur l'environnement alors pour le PTSD chronique, le sujet aurait plutôt tendance à se résigner et à endurer.

*D'après les données épidémiologiques du DSM IV :*
- *15% des sujets exposés vont déclarer un PTSD (facteurs favorisants)*
- *1% de la population générale serait concerné (soit 640.000 personnes en France)*
- *15% des militaires*
- *50% des prisonniers de guerre*
- *75% des femmes victimes de viol*
- *2 femmes pour 1 homme.*
- *2/3 des sujets exposés ont eu une expérience de dissociation (mode de défense)*

Il existe des signes permettant de repérer la dissociation et une méthode particulière de l'aborder. Certaines personnes présentant des troubles dissociatifs ne se souviennent plus des situations traumatiques à l'origine de leurs symptômes. Elles ne risquent pas de les évoquer dans un box de consultation, lorsque le praticien reçoit plus de vingt patients dans la matinée. Vous comprendrez aussi qu'il ne suffit pas de poser des questions pour les laisser émerger à la conscience. Les troubles dissociatifs aboutissent à un sentiment de déréalisation ou de dépersonnalisation.

Les troubles anxieux, la dépression et la schizophrénie font partie de la co-morbidité du PTSD.

Les données concernant le stress post-traumatique sont assez récentes. J'en ai pris conscience quand à la suite de la prise en charge des troubles chroniques en ORL résistant à la

chirurgie fonctionnelle, j'ai interrogé les patients lors de séances de trois quarts d'heure (voire plus) ce qui leur a permis d'évoquer l'horreur de situations vécues que ce soient des hommes ou des femmes ou des enfants,: la guerre, les braquages, les agressions sexuelles, les morts violentes, les accidents, la perte brutale d'un être cher, toutes sortes de violences, les cataclysmes, la perte de tous les biens, la fuite d'un pays, l'incendie, la foudre, la peur de l'homosexualité, de la sienne ou celle d'un conjoint ou d'un enfant. Que pouvais-je faire pour les aider à guérir ?
La tâche me semblait insurmontable. Je sentais que je pouvais les écouter des mois, des années sans escompter de résultats positifs ni le moindre changement. D'ailleurs certains me le disaient, leur avenir était bouché, ils ne guériraient jamais. Ce constat d'échec était douloureux autant pour eux que pour moi.

L'EMDR est venue à point remédier à ce manque. Je l'ai tout d'abord expérimentée sur moi avant de l'utiliser pour les patients. J'ai pu traiter des situations angoissantes pour lesquelles la psychanalyse n'avait apporté aucune amélioration. Grâce à l'EMDR, j'ai pu retrouver des situations très anciennes qu'elles soient réelles ou fantasmatique, établir des liens, les comprendre, traiter mes émotions et mes somatisations. C'est pourquoi je ne pourrais que conseiller aux psychiatres psychothérapeutes d'orientation psychanalytique, et aux psychanalystes eux-mêmes de suivre une thérapie en EMDR avant d'émettre des critiques qui montrent à quel point ils méconnaissent le sujet.

Les complications du stress post-traumatique font l'objet de l'essentiel de cet ouvrage. Lorsque les troubles de l'assertivité sont associés l'alliance ADS et EMDR donne à mon sens les meilleurs résultats.

Une fragilité émotionnelle et une sensibilisation à des traumatismes même minimes provoquent une symptomatologie qui explose de façon inadaptée. La partie visible de l'iceberg est très mal perçue et encore moins comprise par l'entourage qui a tendance à minimiser. Il arrive que le patient lui-même ne comprenne pas et souffre de ses propres débordements et explose donc.

Ces traumatismes sont à l'origine de nombreuses dépressions, de suicides, de troubles de la personnalité, de dépendances à l'alcool, aux drogues dures ou à la nourriture. Elles peuvent être à l'origine de troubles psychiatriques graves comme la paranoïa ou la schizophrénie ou se compliquer de comportements qui relèvent d'une prise en charge socio-familiale ou juridique.

Les maladies psychosomatiques sont une des conséquences du stress post-traumatique. Ne l'oublions pas !

## Le Burnout[52]

Maslach publie au début des années 1980 les premières recherches empiriques systématiques (Truchot, 2004). « Le burnout est un syndrome d'épuisement émotionnel, de dépersonnalisation et de réduction de l'accomplissement personnel qui apparaît chez les individus impliqués professionnellement auprès d'autrui ».

Il recouvre plusieurs champs diagnostiques :
- troubles de l'adaptation
- troubles de la personnalité
- troubles anxieux

---

[52] Le burnout. Clémentine Vaquin-Villeminey. Thèse de Doctorat en Médecine. Université Paris V. Faculté de Médecine René Descartes. 2007.

- troubles dépressifs
- symptomatologie clinique non spécifique à type de somatisations qui peuvent faire évoquer une dépression masquée.

L'acouphène peut alors être considéré dans ce cas comme une sonnette d'alarme.

Le burnout serait « une incapacité à trouver une signification existentielle » dans sa vie et plus particulièrement dans son travail. Une personne en burnout a peu de recul sur sa situation. Elle se trouve dans un engrenage qui la consume. Elle a besoin d'une aide extérieure.

Nombre de mes patients trouvent leur vie vide de sens. Je leur propose alors de passer le test MBI (*Maslach Burnout Inventory*) qui mesure l'épuisement émotionnel, l'accomplissement personnel et la dépersonnalisation-déshumanisation. L'état de burnout important est nuisible pour la santé. Il est difficile de s'en sortir seul[53]. Les patients sont effrayés lorsqu'ils remarquent souffrir de dépersonnalisation-déshumanisation, ils interrogent:

- *Qu'est-ce que ça peut bien vouloir dire ?*
- *Il s'agit d'une perte d'empathie, une difficulté à comprendre l'autre ou à se mettre à sa place. Le sujet développe des attitudes détachées, négatives, cyniques envers ses collègues de travail ou ses clients (ou patients quand il s'agit des professionnels de santé).*

Il ne s'agit donc pas d'un trouble dissociatif au sens de la dépersonnalisation décrite en psychiatrie, mais d'une déshumanisation de la relation à l'autre.

---

[53] Le burnout des Médecins. www.association-samba.org.

Les médecins ne sont pas épargnés, aussi n'est-il pas étonnant qu'ils ne puissent plus, pour certains d'entre eux, prendre le temps d'écouter leurs patients. Les chirurgiens seraient plus touchés que les médecins généralistes.

# LES TRAITEMENTS

## Le traitement commence dès la prise de rendez-vous

Comme vous pourrez le constater, créer un chapitre spécifique au sujet du traitement des acouphènes en psychothérapie est artificiel. Le traitement commence dès la prise du premier rendez-vous. Il se tricote et se détricote à tout moment, en présence du psychothérapeute et dans l'intervalle entre deux séances. Certaines personnes comprennent et apprennent très vite (et cela ne dépend pas du niveau intellectuel). Pour d'autres, un rythme est donné, plus lent, différent.
Cette approche intégrative de plusieurs types est créative et riche en enseignements de toutes sortes autant pour le patient que pour le thérapeute.

## Témoignage

*Pour quelle raison ai-je demandé une IRM[54] ce jour-là ?*

En présence d'acouphènes, avant tout traitement qu'il soit médical, chirurgical ou de psychothérapie, un bilan complet doit être réalisé par un ORL. Il m'arrive de recevoir pour une psychothérapie des patients qui, souffrant d'acouphènes, présentent à l'examen un simple bouchon de cérumen. Un lavage des conduits auditifs externes suffit à faire disparaître ces bruits. Les acouphènes peuvent être dus à un catarrhe tubaire lié à un dysfonctionnement de la trompe d'Eustache, une otospongiose ou un neurinome de l'acoustique.

*Jean m'est adressé par un professeur de médecine pour une prise en charge psychosomatique de ses acouphènes unilatéraux. Habituellement les patients sont bilantés. Celui-*

---

[54] L'imagerie par résonance magnétique (IRM) crânio-cérébrale est demandée pour certains acouphènes à la recherche entre autre, d'un neurinome de l'acoustique.

ci avait une audiométrie normale. Je le sentais très inquiet et à l'interrogatoire, il m'a semblé qu'il se plaignait d'une fatigabilité excessive de son oreille, du même côté que ses acouphènes. Il se trouve qu'après cet examen, le diagnostic de neurinome de l'acoustique a été posé. Le traitement dans ce cas a été chirurgical et non plus psychosomatique.

### *Pourquoi ce témoignage ?*

- Les ORL ne sont pas formés à la psychosomatique. Il n'existe pas encore en France d'enseignement universitaire ORL sur ce thème. Il est donc indispensable qu'une collaboration s'instaure entre ces professionnels et les psychothérapeutes.

- Les psychothérapeutes doivent au cours de l'analyse fonctionnelle, pouvoir interroger leurs patients et vérifier s'ils ont subi tous les examens nécessaires éliminant toute lésion. Ils ont besoin d'être formés.

    o Si les patients sont « bilantés », si les bilans sont normaux, ils peuvent bien sûr commencer la thérapie.
    o Si ce n'est pas le cas, ils doivent adresser au plus tôt leur patient à l'ORL. Si le patient en a besoin, il peut bien sûr commencer une psychothérapie.

Les patients informés de la possible prise en charge psychosomatique de leurs symptômes ne doivent pas se lancer dans une psychothérapie pour traiter leurs acouphènes s'ils n'ont pas réalisé tous les bilans ORL. Si les psychothérapeutes non médecins, non ORL ne vérifient pas les bilans, il est conseillé aux patients de consulter de leur propre chef un spécialiste otologiste.

## Les traitements pharmacologiques

Les patients ayant reçu des traitements allopathiques prescrits par les confrères en sont satisfaits la plupart du temps. Il faut considérer aussi qu'ils bénéficient de suffisamment de ressources conscientes et inconscientes pour faire face rapidement aux situations problématiques.

Par contre, les sujets consultant en psychosomatique ont échappé aux bienfaits des traitements vasodilatateurs, anti-inflammatoires, antibiotiques, antiépileptiques, diurétiques, antidépresseurs, anxiolytiques et aux solutés hypertoniques qui sont restés inefficaces.

Toute molécule chimique prescrite par voie générale et dans la mesure où elle passe la barrière perlinguale ou intestinale, est diffusée dans le sang et le corps tout entier. Selon la localisation et la spécificité des récepteurs cellulaires à cette molécule ou à ses dérivés, l'action se manifestera dans un organe ou dans un autre et sera à l'origine de ce que l'on nomme les **effets indésirables**.

Le tableau qui suit, permet de comprendre les raisons pour lesquelles certains médicaments contenant les produits agissant sur le système nerveux autonome, ne sont pas toujours bien tolérés.

Les recherches en pharmacologie conduisent à créer des produits de plus en plus dépourvus d'effets indésirables, mais ce n'est pas toujours le cas. L'association de plusieurs produits expose à des **interactions médicamenteuses**, elles-mêmes à l'origine de symptômes désagréables tels que les vertiges, les acouphènes, la surdité, les nausées, les troubles du sommeil ou de l'humeur. Il est donc conseillé de bien lire les notices avant de consommer les produits.

Il arrive que des patients à qui des anxiolytiques, des antidépresseurs, des antibiotiques ou des anti-inflammatoires sont prescrits, constatent une aggravation de leur symptomatologie. J'en reçois tous les jours puisque mon recrutement concerne le plus souvent, les échecs de ces prescriptions. La liste des produits oto-toxiques est longue[55]. Il faut éviter l'automédication et tenir compte de l'effet non anodin des plantes. En tous cas, les produits doivent être prescrits par des médecins avec modération et rectifiés éventuellement par les pharmaciens qui mesurent les indications, les contre-indications et les conséquences des effets indésirables. Il ne faut pas hésiter à les consulter en cas de besoin. Aux patients de se faire confiance car personne ne peut définir ce qu'ils ressentent.

Il est déconseillé d'acheter des médicaments « miracle » en ligne sur Internet.

Sur un plan purement comportementaliste, quand une action n'apporte pas les bénéfices escomptés, elle s'épuise. Alors à l'intention des médecins, pourquoi continuer à prescrire un produit dont l'efficacité ne se vérifie pas, ni à court terme, ni à long terme ? Doubler ou tripler les doses ne se justifie pas et peut même présenter des risques. Penser à la prise en charge psychosomatique qui cherche à établir des liens entre la survenue d'évènements perturbants et ses conséquences émotionnels physiques telles qu'elles ont été évoquées

---

[55] COULON Emmanuel Thèse pharmacie Rouen. 2002. Les acouphènes ou l'impossible silence. BIAM : www.biam.fr.

précédemment considérant que les symptômes sont des manifestations physiques des émotions. Une fois ces liens établis la prise en charge éclectique en psychothérapie apportera les bénéfices escomptés. Pourquoi persister dans l'erreur ?

**Alexandra** (surdité brusque et acouphènes) *ne comprend pas. Son médecin double les doses de cortisone et de vasodilatateur alors qu'elle ne supporte pas ces traitements qui, de plus, sont restés inefficaces. Elle ne se sent pas écoutée et arrête tout traitement. Je vérifie tous ses bilans. Je demande un bilan immunologique et sa dernière audiométrie au confrère qui la suit afin de comparer l'évolution. La surdité est stationnaire. Ce qu'elle explique de son histoire, laisse à croire qu'elle présente un PTSD. Je lui lis les textes d'explications concernant cette pathologie et son traitement. Elle préfère la thérapie par les mouvements alternés et ne plus prendre de médicaments. Je lui conseille d'informer son médecin de sa décision éclairée.*

Les patients ne sont pas idiots. Ils sont aussi capables de penser et de sentir ce qui leur convient le mieux.
Pour les personnes réfractaires à cette analyse, les traitements médicaux allopathiques sont de toutes les façons prescrits en première intention. Ils sont dits fonctionnels pour les pathologies qui nous intéressent. Les bilans réalisés ont éliminé une lésion organique qui pourrait être traitée par la chirurgie.
Lorsque je commence la psychothérapie, je n'arrête jamais un traitement en cours pour plusieurs raisons, sauf s'il existe un risque pour le patient.
La première raison est déontologique. Si le patient trouve que les traitements prescrits sont inefficaces, je lui conseille d'en parler à son médecin. Sinon, j'appelle le confrère pour négocier.

Une autre raison, expérimentale cette fois, est que pour mesurer l'efficacité d'un traitement, en l'occurrence la psychothérapie, il ne faut pas changer les données de base. Si les effets de la thérapie sont observables : reprise de moral, disparition des vertiges et des acouphènes par exemple, le patient oubliera son traitement constatant qu'il ne s'en porte pas plus mal.

**A la recherche des besoins**

De quoi le patient a-t-il besoin?
D'un point de vue éthique, je me sens mal à l'aise d'aider les personnes à supporter plus de stress et toujours plus de stress, jusqu'au jour où les limites de ce que leur corps peut supporter soient dépassées. J'ai plus envie de les aider à comprendre comment faire pour mieux éviter le stress que pour leur permettre de mieux l'endurer.

Aussi est-il très utile de prendre conscience des besoins en consultant la pyramide de Maselow.

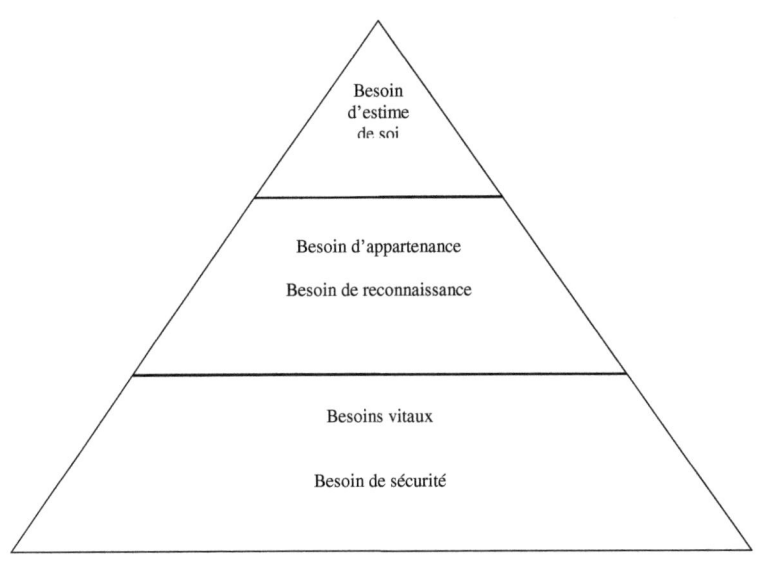

**Pyramide de Maselow**

Que faire pour satisfaire les besoins ? Des solutions sont apportées page 133. Les patients peuvent prendre le temps trois-quarts d'heure par semaine pour réfléchir à ce sujet

Est-ce réalisable pour vous ?

**A la recherche des ressources**

*De quelles ressources le patient bénéficie-t-il ?*

Au fil des consultations des idées surgissent. La vie n'est-elle pas la meilleure des thérapies ? Tant qu'une leçon n'est pas comprise, elle se représente. Certaines personnes apprennent vite et d'autres peinent et perdent le moral. Faute de temps, il ne m'est pas possible de recevoir le même patient plusieurs fois par semaine. Certains pourraient en avoir besoin. Nous établissons alors ensemble une liste de ressources. En général, c'est l'Etat Enfant[56] de la personne qui se trouve en souffrance et qui en a besoin. Si les patients souffrent de solitude ou d'abandon, nous allons chercher ensemble quelles sont les ressources à développer. Parfois le premier travail sera d'apprendre à créer des liens, de s'insérer dans un groupe qu'il soit amical sportif ou artistique. Il faudra peut-être renouer des liens avec d'anciens amis ou avec la famille s'ils en éprouvent le besoin. Il est malaisé en psychothérapie d'aller au plus difficile si les personnes ne bénéficient pas de toutes les ressources suffisantes pour se protéger et être entouré.

## *La boîte à malice*

Quand les patients souffrent d'abandon ou de désespoir, je leur conseille de créer une *boîte à malice*. Ils ne doivent pas attendre d'aller très mal pour réaliser cet objectif. A l'idée douloureuse de se séparer au moment des vacances ou d'être quittés ou lorsqu'ils se sentent angoissés ou tristes, je les invite à ouvrir cette boîte et à profiter de ce qu'elle contient, même s'ils n'en ont pas envie. Ils apprécieront le résultat. Le but est de se sentir mieux après coup.

La première étape est de choisir la boîte en se rendant dans un magasin de jouets. Qu'est-ce qui plait le plus à une fille ou à un garçon ? En général, les filles préfèrent les valises en carton couvertes de fleurs et les garçons des caisses en bois. Au patient de choisir. Même à quatre vingt dix ans, il est possible de garder en soi un Etat Enfant pétillant.

---

[56] l'Etat Enfant vu en analyse transactionnelle.

Une fois la boîte imaginée et trouvée, il va falloir la remplir. En avançant sur la ligne du temps, sur le chemin de sa vie, à la recherche de bonnes choses, le patient réfléchit et dresse une liste. Elle lui sera utile pour remplir sa malle ou sa mallette :
- d'objets qui le touchent, lui plaisent et provoquent la joie. Pourquoi pas une peluche où d'autres objets qui rappellent de bons souvenirs ou qui le réconfortaient quand il était petit(e) ou adolescent(e). S'ils sont trop volumineux, il peut les dessiner ou écrire leur nom dans un carnet afin d'en garder le souvenir.
- d'une liste de personnes aimées, qui l'aiment ou l'ont aimé.
    o Si ces personnes sont vivantes, il notera leurs adresses et leurs numéros de téléphone. Elles seront à contacter en cas de difficulté.
    o Parfois hélas, seul le thérapeute est protecteur et apaisant. S'il s'absente, noter le n° du médecin traitant, du psychiatre ou d'un service social.
    o Si elles sont décédées, il est toujours possible de noter leurs noms et leurs prénoms et quelques mots qui rappellent les bons souvenirs. Des photographies, des lettres, des dessins seront aussi utiles
- d'un parfum ou de son extrait qui évoque de bons souvenirs.
- de disques, de CD, ou de cassettes de musiques variées qui rendent habituellement joyeux.
- des DVD, des cassettes de films qui nourrissent et permettent un état d'apaisement ou d'excitation selon les besoins.
- de photographies ou de films familiaux de l'enfance ou de l'adolescence rappelant de bonnes personnes et des bons souvenirs.

- Un produit comestible à consommer et qui rappelle un bon moment. Ce peut être des recettes de cuisine faciles à réaliser.
- Des lettres, des poèmes, des conseils, des paroles importantes pour vous ou des cartes postales à votre intention qui vous remontent le moral.
- Une liste d'activités qui d'habitude font du bien.
- Un arbre généalogique qui donne le sentiment d'appartenance.

Ainsi vous pouvez constituer une malle aux trésors à ouvrir en cas de désespoir. N'attendez pas que cet état soit trop avancé pour la consulter. Obligez-vous à l'ouvrir et à écouter, sentir, regarder, lire, goûter ou cuisiner, appeler, consulter, téléphoner, sortir. Vous vous sentirez beaucoup mieux après. Renouvelez l'expérience aussi souvent que vous en avez envie.

Vous pouvez y ajouter ce qui suit ou trouver d'autres « petites phrases qui font du bien ». Ces phrases se nomment des cognitions. Je les ai apprises au fil du temps. Il en existe beaucoup d'autres.

Les pensées guident les comportements. En changeant ses croyances, il est possible de changer ses comportements. Inversement, en changeant ses comportements, il est possible de raisonner différemment et ainsi de modifier ses croyances! En voici quelques unes :

- *Qui ne demande rien n'a rien. Si je demande, j'ai 50% de chances de réussir à obtenir ce que je demande. Je vais accepter de rater et je recommencerai à demander. Une demande doit être persistante*
- *Il n'y a pas de meilleur ami pour moi que moi! Comment faire pour arriver à m'aimer, à faire ce qui est bon et bien pour moi ?*

- *Plus je veux aller vite et plus je vais lentement. Comment ralentir ? Puis-je me donner le temps de réfléchir ?*
- *Ce n'est pas parce que je ne sais pas quelque chose, que je n'ai pas de valeur! D'ailleurs qui sait tout ? Personne ne sait tout, pas même mes parents, mes professeurs, mon chef, mes collègues de travail !*
- *Comment les autres peuvent-ils savoir ce que je ressens si je ne le leur dis pas ? Et si je leur disais ? Je vais me montrer tel que je suis.*
- *Ce n'est pas parce que je sais faire quelque chose que je dois le faire. Comment me donner des limites ? Pourquoi être dans l'effort ?*
- *Comment me faire respecter si je ne me respecte pas moi-même ? Qu'est-ce que j'aime bien chez moi ?*
- *Il n'y a pas qu'une seule façon de penser, il y en a plusieurs. (On ne va pas se disputer pour ça !)*
- *Face à un évènement certaines personnes sont contentes, d'autres tristes, d'autres restent indifférentes. Il y a autant de façons de percevoir l'évènement que de personnes en présence. Alors comment plaire à tout le monde ? Ce n'est pas possible.*
- *Je ne suis pas responsable de ce que les autres ressentent et pensent. Chacun pense et ressent en fonction de son histoire.*
- *La joie se partage, alors quand je réussis quelque chose, je peux le faire savoir.*

Je laisse la place pour que vous puissiez noter si vous le souhaitez d'autres phrases qui sont bonnes pour vous.

Ainsi la vie deviendra-t-elle plus douce. On parle rarement de plaisir en Médecine.

**L'entretien de la santé**

La pyramide des besoins de Maselow et les tableaux évoquant le système neuro-végétatif aident à comprendre l'importance de l'entretien de la santé qui tend à équilibrer les deux systèmes antagonistes orthosympathiques et parasympathiques. Au jour d'aujourd'hui la recherche scientifique moderne tend à prouver ce que les civilisations très anciennes traditionnelles avaient intuitivement développé.
- Respirer, sentir et apprécier les parfums de la nature sans négliger les plaisirs de la table et du corps.
- Développer les activités physiques qui sécrètent des endorphines et stimulent le système orthosympathique.
- Chanter, danser, écouter de la musique.
- Développer sa créativité artistique.
- Jardiner, produire et récolter une alimentation fraîche, naturelle et saine.
- Les massages, la relaxation, et pourquoi pas la prière ouvrent les portes de l'introspection. Ces pratiques ouvrent les portes de la connaissance de soi-même et exposent à la découverte de ce qui est refoulé et douloureux.
- La pratique de rituels qui structure le temps et favorise les rencontres, le partage, et stimule les contacts satisfaisant le besoin d'appartenance à des groupes (famille, travail, loisirs) et les besoins de reconnaissance et d'affectivité.
- Lire, recevoir les enseignements puis transmettre les connaissances et les apprentissages permet d'accéder à des fonctions plus élevées.

Les principales questions à se poser sont : « de quoi ai-je besoin ? », « quels sont mes besoins ? » pour réaliser une vie équilibrée et qui me convienne. La satisfaction des besoins entretient l'équilibre neurosensoriel et psychique intérieur. Elle se réalise dans les règles du droit, en fonction de la force et des moyens de chacun. La vie en groupe dans l'interdépendance créée du bien-être. L'intimité telle qu'elle est décrite en Analyse transactionnelle est le meilleur des passe-temps. Elle correspond aux moments où la communication entre les personnes est ouverte, basée sur la confiance, le respect, l'acceptation et la tolérance. Elle permet des échanges positifs de grande qualité et de grande intensité. Une vie de groupe satisfaisante dans le respect des uns et des autres, de même que l'intimité diminuent la dépression car l'une comme l'autre sont source de joie et de sensations agréables. On parle rarement de plaisir en médecine !

Les pratiques traditionnelles d'entretien de la santé, pour exemple les massages, la réflexologie plantaire, les méthodes de gymnastique douce, le yoga, la pratique des arts martiaux, des chi quong, le taï chi chuan permettent de mieux se connaître, de se centrer, de prendre conscience de ses limites, de les dépasser en toute conscience, autant sur le plan physique que mental. Il en existe beaucoup d'autres : la sophrologie de Caycédo, la relaxation de Shultz et celle dynamique de Jacobson, la méditation, la Mindfulness, la musicothérapie, la Biodanse...
Le choix est assez vaste pour que chacun expérimente et trouve ce qui lui convient le mieux, à un moment donné. Les besoins varient selon les personnes et d'un moment à l'autre de la vie. Ainsi prescrire à tout un chacun des séances de relaxation pour traiter les acouphènes n'est pas une bonne orientation. Si des sujets ont besoin d'apprendre à se relaxer pour traiter leurs symptômes, d'autres à l'inverse ont besoin

de s'activer. Toute personne est unique, et le traitement doit être adapté à chacune en particulier. Ceci nécessite du temps, de la compétence et de la disponibilité de la part du thérapeute car il arrive que des patients ne soient pas au contact de leurs besoins. Il n'est pas toujours adapté de partir courir pour se « défouler ». La relaxation n'est pas conseillée si la personne présente une baisse de son tonus orthosympathique ou si son système parasympathique est fonctionnellement prépondérant. Dans ce cas l'effort, le sport ou la marche constituent des conduites plus adaptées Dans ce cas, plutôt que de se faire masser en douceur, un Shiatsu[57] serait plus bénéfique.

Il n'est pas facile de savoir d'emblée, sans prendre le temps de connaître la personne, si elle a besoin d'être relaxée ou stimulée. Au préalable, un temps de parole ou d'introspection est nécessaire. Certains intervenants qu'ils soient (ou non) médecins ou psychologues ont suivi un travail personnel (psychothérapie ou psychanalyse) et des formations complémentaires dans des écoles réputées durant de longues années. Ils ont appris et sont prêts à gérer les émotions de leur clientèle. Ils prévoient un temps dédié à la verbalisation en début et en fin de séance ce qui permet de lier l'action, la perception et les pensées automatiques survenues au cours des exercices de relaxation, de sophrologie ou de massages. Ce temps de parole est nécessaire à la gestion des émotions et à l'intégration de la pratique.

Il existe des contre-indications à la relaxation. Du fait du relâchement tant physique que mental, des souvenirs désagréables peuvent ressurgir et provoquer des réactions émotionnelles vives. Lorsque cela survient dans un cadre

---

[57] Le Shiatsu (terme japonais signifiant pression des doigts) est une discipline énergétique de détente pratiquée depuis des millénaires en Extrême-Orient.

protecteur guidé par un thérapeute compétent formé à l'écoute et à la gestion des émotions, le patient pourra mettre à profit cette résurgence et se traiter. Si la relaxation est pratiquée alors que le sujet se trouve seul et sans apprentissage préalable ou si elle est réalisée par un thérapeute non reconnu et non formé, cette pratique risque d'être déstabilisante et mal vécue.

Si les intervenants analysés, formés, supervisés sont tout à fait compétents, d'autres n'ont suivi qu'un week-end de formation et sans aucun diplôme ni aucune éthique, s'autoproclament psychothérapeutes, sophrologues, relaxologues ou même psychosomaticiens. Je conseillerais aux patients de rester vigilants, de faire confiance à leurs sensations agréables ou désagréables, et de réaliser un rapide bilan quant aux résultats de ces pratiques. S'ils se sentent en difficulté, il leur est possible d'arrêter. Ils peuvent demander de l'aide auprès de leur entourage, de leurs amis, de leurs parents. Le médecin traitant est aussi une ressource en cas de doute. Les personnes fragilisées sont la proie des charlatans et des sectes.

**Les psychothérapies**

La plupart des patients souffrent d'incompétence à savoir s'affirmer. En cas de conflits, les symptômes apparaissent. Le stress est un trouble de l'adaptation aux changements. C'est un mécanisme de survie donc il est loin d'être néfaste. S'il devient chronique et quotidien, il se répercute sur le fonctionnement de l'organisme. Toute réaction émotive est transcrite en phénomènes biochimiques qui inondent le corps de neuromédiateurs et d'hormones à partir du cerveau.
Il y a mise en alerte des structures limbiques (amygdale, hippocampe), des cortex temporal et préfrontal, de certains noyaux de l'hypothalamus, et de l'hypophyse. Des troubles

hormonaux périphériques apparaissent et ont des répercussions sur tout le corps, cerveau y compris. Des perturbations de l'immunité fragilisent l'organisme qui devient incompétent à se défendre tout comme la personne toute entière face à de graves difficultés.

> Lorsqu'une personne souffre dans sa chair, il n'est pas possible d'attendre six, huit, dix ans[58] pour la traiter, surtout si elle souffre d'un PTSD[59].

Les psychothérapies sont des traitements sérieux, ce qui n'est pas du goût de tous. En effet, les patients témoignent : *Vous savez, les pharmaciens ne vous aiment pas !* Etonnée, j'interroge pour apprendre que je suis *Le médecin qui ne prescrit pas de médicaments.* Ceci reste à nuancer. Je prescris les mêmes traitements que tous les ORL et les patients s'en trouvent satisfaits à 90-95%. A mon sens, seulement 5-10% des personnes souffrant d'acouphènes échappent à ces prescriptions.

Il se trouve qu'au fil du temps, me sont adressés de plus en plus de patients ayant besoin d'avoir recours à la psychothérapie et pour lesquels les prescriptions habituelles n'ont pas été efficaces. Ils sont adressés par leurs médecins ORL ou généralistes, mais aussi les neurologues et les psychiatres.

Quand la médecine allopathique n'a pas joué son rôle, pas plus que la chirurgie ou les pratiques paramédicales[60], je prends ma casquette de « psy » pour enquêter et comprendre ce qui se passe. Mes patients sont adressés par des

---

[58] ce qui peut être le cas des thérapies d'inspiration psychanalytique ou de la psychanalyse.
[59] PTSD : Post Traumatic Stress Disorder, stress post-traumatique.
[60] Les kinésithérapeutes, les audioprothésistes, les orthophonistes et les ORL m'adressent leurs patients devant l'échec des différentes prises en charge.

correspondants : médecins généralistes, ORL, psychiatres, neurologues. Par des professionnels paramédicaux : kinésithérapeutes, orthophonistes, audioprothésistes. Ils disent avoir tout essayé même la relaxation, la sophrologie et la Tinnitus Retraining Therapy (TRT)[61].

Je leur apprends à se poser les bonnes questions, à établir des liens et à devenir leur propre thérapeute. Elles sont parfois à des années-lumière de cette démarche introspective. Elles vont apprendre à sentir et à penser par elles-mêmes. La recherche des situations les plus stressantes de la vie et leur traitement permet de relativiser et de moins souffrir. Nombreux sont les patients qui oublient leurs acouphènes ou s'en accommodent. Ils ne seront plus un problème pour eux.

Le psychothérapeute, sans intention particulière, va guider le patient sur son propre chemin à la recherche de ses ressources et du sens à donner à sa vie. Seul le patient sait ce qui lui convient au fond, mais il a parfois besoin d'être conduit à la rencontre de lui-même. Quand il consulte, il recherche une cause organique pour expliquer ces bruits qui ne sont entendus que de lui-même.

Le travail sera tant cognitif qu'émotionnel. Il va modifier les croyances pénalisantes et les émotions associées pour tenter de les faire disparaître. En quelques séances il pensera que l'acouphène n'est qu'une manifestation fonctionnelle d'un dérèglement cellulaire en lien avec la survenue de facteurs de stress surajoutés. Ce n'est pas tant l'acouphène qui est gênant que la façon unique pour le patient de le percevoir.

---

[61] TRT : Tinnitus Retraining Therapy ou Thérapie d'Habituation aux acouphènes , Tinnitus, sons : elle consiste à faire écouter des bruits blancs ou filtrés de plus en plus intenses et d eplus en plus prolongés.

Les patients seront soulagés et n'évoqueront plus leurs symptômes à chacun des stades suivants:
- Une fois les situations de stress et leurs conséquences évoquées,
- les capacités du sujet à faire face étudiées
- les options envisagées
- les problèmes traités
- le but atteint.

En moyenne les patients consultent entre sept à dix séances lorsque les facteurs de stress sont aigus et d'intensité moindre. La prise en charge sera prolongée en cas de troubles de la personnalité, de graves traumatismes ou de traumatismes multiples. Elle tient compte aussi de la motivation du sujet. Elle nécessite une formation spécifique de psychothérapeute-psychosomaticien. Peu de personnes malheureusement sont formées en France.

La psychosomatique n'est enseignée que dans un but diagnostic et dans une seule une faculté de Médecine à Paris. Les traitements ne sont pas évoqués dans ce cours général. Les ORL ne sont pas formés de façon spécifique. Je compte sur les patients pour en informer leur médecin traitant et les praticiens ORL.

Ce livre est destiné à redonner espoir à ceux qui l'ont perdu.

*Approche éclectique en psychosomatique ORL*

J'ai choisi l'éclectisme, c'est-à-dire la pratique intégrative de plusieurs psychothérapies qui paraissent intéressantes et satisfaisantes car complémentaires pour constituer une prise en charge la plus complète possible. Chacune sera brièvement évoquée. Il est toujours possible de consulter les ouvrages en référence pour obtenir plus d'informations sachant que pour devenir psychothérapeute, les études de psychologie et de médecine ne suffisent pas. Vivre une psychothérapie dans chacun de ces cadres reste la meilleure des formations.

Pour le patient souffrant d'acouphènes, il suffit de choisir *son* psychothérapeute sans hésiter d'en consulter plusieurs au début. Ce sera la personne avec laquelle il se sent en confiance pour se permettre de lui confier ce qui lui tient le plus à cœur. Il ne s'agit pas de choisir seulement une technique. L'alliance du patient avec son thérapeute reste un gage de réussite. Une autre raison est l'adhésion du thérapeute à sa pratique.

Si le sujet se trouve à proximité d'une bourgade où les thérapies évoquées ici ne sont pas pratiquées, soit il se rendra dans une ville éloignée de son domicile choisissant le thérapeute adéquat, soit il découvrira une autre méthode.

Je reçois des patients de toute la France. Je les informe suffisamment afin qu'ils sachent comment s'orienter et être guidé par un psychothérapeute situé à proximité de leur domicile, quitte à revenir une fois par mois ou tous les deux mois s'ils ont des questions à poser.

Je vais aussi organiser des réunions pour les patients dont les dates seront notées sur le site api.listen.over-blog.net. Des formations seront organisées pour les professionnels qui en feront la demande.

### *L'analyse transactionnelle (AT)*

Eric Berne, psychanalyste américain, fondateur de l'AT a utilisé les termes de Parent, Adulte et Enfant pour désigner les trois Etats du Moi constitutifs de la personnalité. Il y a lieu de distinguer les Etats du Moi fonctionnels, facilement observables à travers les comportements et les Etats du Moi structuraux qui sont les introjections des figures d'autorité. L'AT contribue à les mettre à jour, en action dans les échanges (transactions) avec les autres. Elle tient compte aussi des discours intérieurs. Les patients découvrent parfois avec étonnement qu'ils se parlent à eux-mêmes.

Le Parent intérieur est constitué par un ensemble de pensées, de sentiments et de comportements qui sont introjectés des figures parentales. C'est ce qui se produit quand on s'entend dire d'un conjoint par exemple:
- *Tu te comportes comme ton père ou ta mère.*
Il est aussi possible de le constater soi-même :
- *Pourquoi disputer ainsi mon enfant alors qu'en fait, il n'y a aucun danger à ce qu'il se comporte ainsi. De plus il en a tout à fait le droit et les moyens. Ça me fait penser à mon père, ou à ma mère qui eux n'auraient pas toléré ça. Moi, au fond je m'en moque.*
- *C'est bien. Bravo ! Ou à l'inverse : quel imbécile !*

Ecoutez vos discours intérieurs, comment vous vous parlez et ce que vous vous dites.

L'Etat Parental (P) positif protège des dangers et permet l'action, une fois la compétence obtenue, après un apprentissage plus ou moins long. L'Etat Parental négatif critique de façon non constructive. Il est dit Persécuteur ou Sauveur. Ce sont selon les circonstances, les personnes et les émotions.

L'Adulte (A), celui auquel je m'adresse en rédigeant ces lignes dans une transaction Adulte-Adulte, permet de parler ici et maintenant de processus utiles à la compréhension et à l'action.

L'Enfant (E) Libre agit en fonction de ce qu'il pense et ressent. L'Enfant peut être Rebelle ou Soumis selon s'il s'oppose systématiquement ou accepte tout, sans réflexion, sans tenir compte de ses besoins.

Pour Eric Berne, chaque séance d'AT devrait être traitante. Il a émis l'hypothèse que le jeune enfant *"possède déjà certaines certitudes sur lui-même et le monde qui l'entoure (…), certitudes qu'il va sans doute conserver tout au long de sa vie.* A mon sens, c'est pourquoi écouter ne suffit pas.

Une particularité concerne le nouveau-né. Il va être question de l'Enfant Somatique[62] ou biologique pour désigner la partie mobilisée par les mouvements intérieurs, les besoins et les sensations de confort ou d'inconfort non conditionnés par l'environnement. J'ajouterais qu'il peut être à l'œuvre dans les maladies psychosomatiques.

Les transactions s'effectuent entre les différents Etats du Moi. Nous ressentons un bien-être quand les trois Etats du Moi sont en harmonie. Les conflits internes et externes sont à l'origine de l'anxiété et de ses manifestations somatiques.
Le thérapeute apprend à repérer les transactions entre deux personnes (A-A, P-P, E-E, P-A, A-E, P-E, E-P), à identifier les discours intérieurs (P-A, A-E, P-E, E-P) et à « casser les transactions » non satisfaisantes. Il aide à repérer les jeux psychologiques et apprend à y faire face, à refuser de jouer, à trouver des alternatives plus adaptées.

## *Les thérapies comportementales et cognitives (TCC)*

Elles sont basées sur les théories de l'apprentissage et les modèles comportementaux.

---

[62] Interview Elyane Alleysson. REEL n° 76.

Au début du XXème siècle, Ivan Pavlov a défini le *conditionnement répondant*. A un stimulus correspond une réponse conditionnée. Skinner en 1937 développe ses théories sur le *conditionnement opérant*. L'environnement interagit sur le comportement en l'accentuant ou en l'inhibant. A un stimulus donné s'applique une réponse qui est auto-renforcée par les conséquences qu'elle entraîne. L'environnement apprend au sujet à renforcer ou à éliminer son action sélectionnant ainsi les comportements adaptatifs dans le bon ou le mauvais sens.

Ainsi, dans la phobie, l'objet phobogène est évité par le sujet. C'est la peur d'avoir peur. L'apprentissage de cette **peur conditionnée** sera d'autant plus solide qu'il est renforcé par l'environnement. Très souvent l'entourage des personnes phobiques est très voire trop compatissant ce qui ne les aide pas à guérir. L'apprentissage pourra s'éteindre s'il n'est pas renforcé. Or éviter une situation anxiogène perpétue la croyance qu'il n'est pas possible d'agir autrement. C'est en agissant que la personne se sentira capable d'agir sans danger. Eviter entraîne une boucle de feed-back négatif où l'angoisse et l'évitement se perpétuent mutuellement. Wolpe (1952) élabore la théorie de *l'inhibition réciproque* et structure la prise en charge thérapeutique des phobies par la *désensibilisation systématique.*

La technique de désensibilisation comporte un apprentissage de la relaxation qui permet au sujet d'affronter la situation anxiogène en imagination puis dans la réalité.

L'approche cognitivo-comportementale s'installe peu à peu en France à partir des années 60. Elle analyse les pensées automatiques, les discours intérieurs, les croyances et les comportements qu'ils provoquent. Aron T. Beck a travaillé sur la dépression et répertorié les blocages cognitifs perturbant les comportements. Marks (1967) développe le traitement par *exposition* en *imagination et en réalité* aux stimuli anxiogènes. Les techniques d'exposition reposent sur l'efficacité du principe d'extinction de l'évitement par l'habituation et l'adaptation. Il est facile de comprendre que les situations perturbantes de la vie sont à l'origine de la peur, de la colère ou de la tristesse. Si les sentiments précités ne sont pas identifiés, si les émotions sont réprimées de façon chronique, ces conduites d'évitement de l'expression émotionnelle auront pour conséquence l'apparition de symptômes. Si leur sens n'est pas compris et si les situations perdurent, il n'est pas rare de voir se concrétiser de véritables maladies.

Cette pratique est donc à situer dans la vie globale de la personne et devra considérer le passé, le présent et l'avenir. A mon sens, elle ne doit pas s'attacher à traiter simplement ce qui se passe *ici et maintenant*.
Par exemple, un adolescent timide peut apprendre à s'affirmer dans les circonstances présentes pour passer des examens, mais s'il se souvient de scènes d'humiliation passées, il est possible de les traiter ce qui aura pour incidence d'élargir le bénéfice de la thérapie à d'autres circonstances présentes et à venir.

Les TCC sont un très bon moyen de traiter les troubles anxieux et la dépression causes et conséquences des acouphènes.

Lorsque les personnes souffrent d'agoraphobie ou de phobie sociale, elles évitent de sortir, fuyant la foule ou les contacts humains. Elles ont tendance à s'isoler. Plus elles s'isolent et plus les acouphènes leur semblent importants. Quand la personne se distrait, les acouphènes semblent relativement moins fréquents, moins intenses. Le traitement ne sera donc pas une habituation aux bruits comme il est habituellement préconisé, mais plutôt celui de la phobie sociale ou de l'agoraphobie.

## *Les techniques d'affirmation de soi (ADS)*

Le sujet commet une erreur en s'isolant, d'une part parce que l'intensité de l'acouphène semble subjectivement augmenter dans le silence et d'autre part, s'il est triste, il lui manque la compagnie. Il se retrouve dans une impasse.

Le meilleur moyen de traiter la tristesse est la compagnie, il doit se préparer à sortir et à rencontrer du monde. Si cette personne apprend à s'affirmer, elle améliorera sa qualité de vie et l'acouphène passera au second plan. C'est le lot quotidien de mes consultations.

Les sujets agressifs, en général, ne consultent pas un psychothérapeute. Ils pensent ne pas en avoir besoin. Par définition la personne agressive prend soin d'elle-même mais elle ne respecte pas les autres. Or l'agressivité fait fuir à la longue. L'entourage évite ce contact désagréable. Une fois isolé l'agressif malheureux peut enfin décider de se remettre en question.

La passivité comme l'agressivité ne vont pas dans le sens de la résolution des problèmes.

La colère est un sentiment naturel, mais il faut faire la différence entre : *dire sa colère* ce qui permet de donner des limites et *se mettre en colère,* comportement qui fait plutôt peur aux autres. Chez les adolescents et les personnes âgées, la colère manifestée peut être un sentiment racket de la tristesse liée aussi à la solitude. Il peut s'agir d'une dépression masquée.

Les techniques d'affirmation de soi sont le meilleur moyen de devenir compétent socialement. Elles apprennent à faire ce qu'il faut pour soi, dans le respect de l'autre. Elles permettent de négocier autant avec les autres qu'avec soi-même. Elles se pratiquent en groupe ou lors de séances individuelles et partent du principe que plus on devient compétent en répétant les jeux de rôles et plus les émotions diminuent. Quand on change un comportement, les croyances se modifient.

Par exemple si vous pensez qu'il est dangereux de vous promener dans la rue vous ne sortez plus. Si du fait d'une adaptation progressive, vous sortez dix fois de suite sans incident, votre croyance va s'inverser et vous trouverez agréable de vous promener. Inversement lorsqu'on change ses croyances dysfonctionnelles, on ne se comporte plus comme avant, ce qui conforte l'idée qu'on a bien fait de changer d'avis. Si vous pensez aux dangers de la rue aujourd'hui, le jour, en plein centre ville, mis à part la circulation automobile les risques sont minimes. S'il y a peu de dangers, vous allez sortir confiant et vérifier qu'il ne vous arrive rien de particulier.

Il est possible aussi, si vous imaginez la rue dangereuse, que vous vous comportiez de telle façon qu'envoyant des signaux de peur, vous allez attirer l'attention d'un agresseur et ainsi vérifier votre scénario. Les personnes qui manquent de protection interne se mettent souvent en danger.

Grâce aux techniques d'affirmation de soi, elles vont apprendre à demander de l'aide, à refuser par exemple les ordres des personnes qui les mettent en danger. Elles vont apprendre à faire des critiques et à faire face à la critique.

*Le traitement de l'assertivité par les jeux de rôles*

Bandura (1969) décrit l'apprentissage par imitation de modèles comme un processus fondamental. Il envisage les interactions permanentes entre l'individu, le comportement et l'environnement et la composante cognitive.
Le thérapeute en ADS montre un modèle. Les patients choisissent une situation et s'entraînent à tour de rôle dans les

groupes ou avec le thérapeute lors de séances individuelles. Grâce à la répétition des jeux de rôles, les manifestations physiques des émotions diminuent.

Une fois les liens identifiés entre la survenue des troubles et la confrontation à des situations relationnelles difficiles, les patients consultant en psychosomatique vont se motiver et se plier aux exigences de cette pratique. Elles vont apprendre à faire et recevoir des compliments, à demander ce dont elles ont besoin, refuser ce qui ne leur convient pas, critiquer et faire face à la critique. Très souvent à la fin de la prise en charge, elles reconnaissent que « *les acouphènes, ce n'était pas le plus important* ». Plusieurs diront « *si seulement j'avais appris ça plus tôt !* ».

*Pour* **Violette** *qui ne souhaite pas retourner dans le lit de son mari, je proposerai les techniques d'affirmation de soi et notamment celles d'apprentissage des refus. Elle peut se refuser à son mari sans nécessairement tomber malade. Elle peut aussi lui parler et lui demander d'agir différemment. Je lui ai appris à formuler une critique avec demande de changement.*

*Une autre solution sera d'apprendre à faire face à la critique, ce qui améliore la communication et évite les ressentiments. Violette n'accepte pas les critiques et elle ressent de la colère.*

Nombreuses sont les personnes qui comme Violette, souffrent d'une sexualité non satisfaisante. Les hommes et les femmes n'osent pas en parler à leur conjoint ni à leur médecin. Les symptômes motivant une consultation, cachent souvent des problèmes sexuels tenus sous silence.

Le groupe a une fonction antidépressive reconnue. Les personnes déficientes auditives, sont très gênées en groupe. Elles n'osent pas faire répéter. Elles se dévalorisent. Elles sont effrayées à l'idée de comprendre *de travers* et se taisent plutôt que de dire des bêtises. Certaines se sentent *à part*. Ces perturbations chroniques sont engendrées très tôt par les moqueries des camarades et malheureusement souvent des enseignants. Les troubles narcissiques sont toujours présents.

L'apprentissage des compétences sociales facilite la communication et apprend ce qui est nommé bien maladroitement « l'affirmation de soi négative ». Il s'agit de montrer ou de reconnaître ce qui fait honte plutôt que de le cacher ou de se leurrer. C'est efficace car les émotions vont disparaître de même que la symptomatologie.
Une étape importante est d'apprendre à faire face aux critiques, à celles des autres mais aussi et ce sont peut être les pires, à celles que l'on se fait à soi-même.

*Karim (mais il n'est pas le seul), après avoir assisté à quelques séances de groupe, refuse de venir. Il est paniqué. Il se trouve nul. Il a peur de gêner. Il se sent en décalage par rapport aux autres qu'il juge être mieux que lui (c'est souvent le cas des patients malentendants).*
*Son absence dans le groupe a été remarquée et les autres stagiaires l'ont regretté. Lui qui se trouvait timide osait poser des questions que nous trouvions tous pertinentes et intéressantes. Il rendait le groupe très dynamique.*

Les techniques d'exposition aux sons se réalisent dans la relation avec les autres et non plus seulement aux sons purs ou aux bruits comme avec la TRT. Une personne phobique aura besoin de se confronter à la réalité. Or le traitement des acouphènes, c'est aussi apprendre à se distraire, à sortir en groupe et à s'amuser. Quand c'est le cas, les acouphènes passent au second plan.

La phobie est la peur d'avoir peur. La peur de faire un malaise dans un lieu, la peur de devenir sourd dans une ambiance sonore ou la peur de provoquer des acouphènes après exposition à des bruits intenses. La phobie a tendance à se généraliser à différentes situations où le risque de bruits est important. Elle diffuse en tache d'huile et s'étend à différents lieux, parfois même si le niveau d'intensité n'est pas toxique pour l'oreille interne et ne provoque pas d'acouphènes.

*Enzo souffre d'acouphènes depuis l'âge de seize ans. A cette période, il est sorti avec des copains dans une boite de nuit alors que ses parents étaient partis en week-end chez des amis. Il savait qu'étant mineur, il n'avait pas le droit d'entrer dans cette boîte mais du fait de son apparence, personne ne lui a demandé sa carte d'identité. Il a bu un verre d'alcool et on lui a proposé quelques bouffées de cannabis. De ça, il n'a parlé à personne. Le bruit était insupportable et il a perçu des acouphènes dès son retour à son domicile. Les acouphènes se sont estompés au fil du temps mais depuis, il fuit les boîtes de nuit ce qui est compréhensible et raisonnable. Il témoigne d'un comportement phobique avec évitement d'autres lieux comme :*

- *Une rue fréquentée par des camions bruyants,*
- *Une grande surface où des appels intempestifs au micro augmentent l'intensité sonore*
- *Un restaurant où l'ambiance sonore résonne*
- *La piscine de son quartier*

Cette phonophobie est en fait une agoraphobie. Il a peur de provoquer des acouphènes et évite les lieux sonores, effrayé

par son anticipation anxieuse qui elle-même est à l'origine de symptômes comme les acouphènes au même titre que les palpitations cardiaques où une accélération du rythme respiratoire ou une envie impérieuse d'uriner. Je réalise une flèche descendante en lui posant des questions ouvertes.
Comme de nombreuses personnes il pense successivement :
*Et si jamais un bruit intense pouvait :*
- *re-déclencher les acouphènes*
- *les aggraver*
- *déclencher une surdité*
- *provoquer une tumeur cérébrale !*

Enfin il révèle ce qui l'effraie le plus. Il a lu sur Internet que les *acouphènes pouvaient être en lien avec un neurinome de l'acoustique*. Oui c'est vrai, mais tout d'abord il faut tenir compte du fait que :
- *le neurinome de l'acoustique est rarissime*
- *si l'on considère son cas, il souffre d'un traumatisme sonore*
- *ses acouphènes ont disparu.*

C'est faux car il pense plutôt que ce sont *ses acouphènes qui peuvent provoquer un neurinome de l'acoustique.*
*Il se trouver ridicule avec ses bouchons fluorescents émergeant des conduits. Les embouts moulés sont onéreux. Il ne souhaite pas porter un appareil pour l'habituation*

Pour traiter les phobies, les TCC sont conseillées et de même que l'EMDR où l'on peut partir de la cible la plus ancienne.

*Avec Enzo, nous avons choisi celle où il est allé en boîte de nuit alors qu'il n'en avait pas le droit.*
*Sa cognition négative était « je suis coupable »*
*Sa cognition positive était « la responsabilité est partagée », ce n'est pas de ma faute si le bruit était aussi fort.*

*Il en a déduit qu'il était un peu jeune à l'époque. La prochaine fois, il vérifiera et ne restera pas si le bruit est trop intense, ou bien il sortira plusieurs fois dix minutes pour reposer ses oreilles* (c'est lui qui l'a suggéré, mais je ne sais pas si cette thérapeutique est suffisante). *Ce soir-là, il a consommé du cannabis pour faire comme les copains. Maintenant il a une voiture pour rentrer quand il le souhaite et il ne fume plus.*

## *L'hypnose Ericksonienne*[63]

L'état hypnotique est un état banal dans lequel nous entrons et évoluons plusieurs fois par jour spontanément. Il peut s'agir d'un état de rêverie présent lors de la conduite automobile, d'une lecture passionnante, d'un voyage dans un train, sous la douche ou dans une grande surface. Nous sommes là et absent à la fois. Nous nous déconnectons physiologiquement de la réalité environnante pour nous protéger de quelque angoisse existentielle, remettant à notre cerveau automatique le rôle de nous faire agir correctement. Qui, au cours d'un long voyage peut se vanter d'avoir été conscient de tous les instants passés ?

Cette nouvelle Hypnose, dont Milton Erickson, psychiatre américain fut l'initiateur, permet d'aborder une multitude de troubles en médecine et en chirurgie. Elle permet d'agir sur la composante psychosomatique d'un bon nombre d'affections. D'après le Docteur Victor Simon[64], gastro-entérologue, elle *sollicite uniquement les ressources inconscientes du sujet, sans intrusion suggestive ni interprétation sur l'origine du symptôme. Elle est essentiellement centrée sur la capacité*

---

[63] L'hypnose Ericksonnienne. Erickson Milton H. Jay Haley. Un thérapeute hors du commun. Ed.Epi..
[64] Simon Victor. Les troubles fonctionnels et leurs traitements. Ed Maloine. 2002

*qu'a chaque patient à guérir de son symptôme, en lui permettant d'accéder à l'objectif qu'il s'est fixé.*

L'hypnose aide à la résolution des problèmes. Le patient trouve de lui-même sa propre voie. Elle induit la prise de conscience et la transformation intérieure.

Evelyne Josse[65], psychologue, psychothérapeute a rédigé un texte très intéressant sur la prise en charge des acouphènes en hypnose. L'hypnose Ericksonienne est bénéfique non seulement sur les acouphènes mais aussi sur les troubles associés : sommeil, troubles de la concentration et de l'humeur.

Au cours des séances d'hypnose, les patients constatent la disparition de leurs acouphènes alors qu'ils revivent sensoriellement un voyage agréable, une balade en forêt, une fête entre amis. Une fois l'alliance créée, le thérapeute utilise la symbolisation, les injonctions paradoxales ou les métaphores[66]. Ce peut être une histoire d'abeille qui bourdonne puis se repose, une toupie qui tourne et s'éloigne, une usine de tissage où les ouvrières au fil du temps conversent tranquillement omettant de percevoir les bruits environnants. Il y a ainsi une multitude d'histoires d'oreilles adaptées aux intérêts de chacun. L'histoire au cours d'une séance d'hypnose est chaque fois singulière.

*Voici l'histoire de* **Gaby** *la cinquantaine sur qui le mot « occupationnel*[67] *» a produit un effet hypnotique ! :*

---

[65] *Internet.* www.resilience-psy.com.
[66] Les métaphores sont des histoires, des contes, des anecdotes porteuses d'un sens apparent qui capte l'attention consciente et d'un sens caché proposant des solutions à la problématique du patient.
[67] Le terme « occupationnel » date de 1951, il qualifie une thérapie qui utilise l'activité organisée et dirigée du patient. Tout un programme qui éloigne semble-t-il des aptitudes et des goûts personnels.

*Marié, deux enfants majeurs encore au foyer mais indépendants, il souffre d'acouphènes et d'une lassitude dans sa vie. Il se réfugie ainsi en passant ses moments libres sur son ordinateur. D'année en année il s'est coupé des autres à tel point qu'il n'éprouve plus aucun plaisir à rencontrer ses amis. Occupationnel ! Le mot prononcé lors de la deuxième séance fait son chemin. Alors que je lui propose d'établir son emploi du temps en fonction des heures et des jours de la semaine, il l'oriente spécifiquement sur les activités occupationnelles qui, il en a convenu, sont très loin de l'intimité. Elles restent donc insatisfaisantes.*
*Il trouve sa vie vide de sens. Serait-il atteint de burnout ?*

L'histoire de Gaby est commune et reflète une réalité dans le monde du travail aujourd'hui. Produire plus pour gagner plus. Pour qui ? Pourquoi ? Gaby a reconnu ne plus faire cas des autres et de leurs sentiments. Il avait de plus en plus tendance à s'isoler et n'échangeait plus à propos de la vie des uns et des autres. Quant à la sienne, vide de sens, pour quelle raison en aurait-il parlé ?

*Je lui propose lors d'une séance d'hypnose, d'évoquer les plaisirs de son enfance, de son adolescence, du début de son mariage, de la naissance de ses enfants, des bons moments avec ses amis... Aucun des ces plaisirs ne participe à sa vie d'aujourd'hui. Lequel a-t-il préféré ?*
La séance d'hypnose est partie d'un bon souvenir et de toutes les sensations agréables qui lui sont liées : visuelles, auditives, olfactives, gustatives, tactiles, kinesthésiques.
Dès la fin de la séance, il perçoit la disparition de ses acouphènes. Puisque les acouphènes se sont « absentés » alors qu'il pensait à autre chose, cela voulait-il dire qu'ils pouvaient disparaître à tout moment ?    La réponse est « OUI ».

*A la quatrième séance, il énumère une dizaine de modifications comportementales possibles. Il a d'ailleurs profité de son week-end en commençant par lire ses emails en une heure au lieu de trois. Après avoir établi en accord avec sa femme un programme de promenade et une visite spontanée chez des amis, il prévoit de se rendre au cinéma pour terminer agréablement son dimanche.*
*Cet homme reçoit jusqu'à sept cents emails par jour ! Leur lecture n'est absolument pas productive et à la fois, il se sent obligé de les consulter pour ne pas laisser passer un problème important. Il a décidé de renvoyer les emails en demandant à chacun de s'interroger sur le bien fondé de ces envois et si tel est le cas, de ne lui adresser qu'une question à la fois, résumée en quelques mots. (Le nombre de ces envois a diminué de moitié). Désormais il peut se promener avec sa femme l'esprit tranquille. Il est heureux d'avoir pris conscience que surfer sur le net ne lui apportait rien. Cette suractivité était occupationnelle.*

Il est habituel qu'à la suite d'une séance utilisant cette pratique, nous constations la disparition de la symptomatologie intéressant l'oreille. Le plus étonnant pourtant, concerne la disparition de pathologies pour lesquelles le consultant ne se plaignait pas lors des précédents entretiens. Ne faisant pas partie de notre spécialité, il n'a pas trouvé utile d'en parler. Il ne consultait pas un praticien spécialiste ORL pour traiter une dysurie, un trouble de l'érection ou une anorgasmie. Or, grâce à l'hypnose (ou à l'EMDR), il n'est pas rare, qu'en traitant des sujets présentant des acouphènes, ceux-ci constatent une amélioration ou une disparition des symptômes atteignant d'autres organes ou fonctions que celles de l'audition ou de l'équilibration. Ainsi, asthme, eczéma, psoriasis et troubles sexuels ont-ils disparu chez plusieurs patients (ce qui ne signifie pas qu'ils disparaissent systématiquement). Une étude plus approfondie et de grande envergure serait nécessaire.

## *La Mindfulness*

La Mindfulness[68] est une méditation qui permet de conscientiser tant ce qui nous entoure que les sensations en lien avec notre environnement *ici et maintenant*. Les exercices de « conscientisation » permettent de se recentrer après une activité pénible ou lorsque les soucis ou les pensées automatiques viennent encombrer notre esprit, troublant nos capacités de concentration. Ils sont à répéter plusieurs fois dans la journée jusqu'à récupérer un état de fonctionnement normal.
Il est important de se sentir exister et parfois la cadence de l'homme moderne au travail ne le lui permet plus. Il est victime des portables (téléphone et ordinateur). Alors que la famille reste le seul lieu de l'intimité (l'intimité étant la meilleure façon de structurer son temps) il est dérangé professionnellement au sein même de son foyer, au moment de ses loisirs si ce n'est dans sa chambre à coucher. Il se perd.

*La pratique de la Mindfulness et les exercices d'autohypnose conseillés ont énormément aidé* **Gaby**. *Il m'a consultée pour une dépression et des acouphènes. Responsable d'une agence de publicité, il était arrivé à un stade où, happé par son travail, il n'avait plus goût à rien. Il ne ressentait plus aucun plaisir en famille ou avec ses amis. C'est ce qui a commencé à l'inquiéter. Il était « réveillé tous les matins à quatre*

---

[68] Barreau A. En suivant Bouddha. Paris Ed du félin. 2000. Formation par Pierre Phillipot dans le cadre d'un EPU. Unité de traitement de l'anxiété Hôpital neurologique Lyon-Bron.

heures par ses acouphènes »[69] accumulant la fatigue « par manque de sommeil ». Je lui ai demandé de remplir deux tableaux des jours et heures de la semaine. L'un pour « conscientiser » son emploi du temps. L'autre, afin de repérer quels étaient les moments où ses acouphènes étaient au maximum de leur intensité. Ainsi a-t-il pu constater un surcroît de travail. Il passait douze heures par jour dans son agence. Il y retournait parfois le samedi matin. Il lui arrivait de consulter ses courriels le soir et le dimanche matin. J'ai été intriguée en consultant son emploi du temps par le fait que certains jours les repas n'étaient pas notés. Il lui arrivait de s'interroger au milieu de l'après-midi: « ai-je déjà déjeuné ? ». Plusieurs séances ont concerné la structuration de son temps. Les exercices de Mindfulness pratiqués plusieurs fois par jour lui ont donné le sentiment d'exister pleinement pour lui-même et l'ont poussé à persévérer. Il s'est ouvert aux autres aussi bien dans le cadre professionnel que personnel. Il a retrouvé le plaisir de jouer avec ses enfants (sans penser à son travail). Maintenant, il profite « sensoriellement »  de ses loisirs et aussi des temps libres structurant sa journée de travail. Il n'évoque plus ses acouphènes depuis longtemps. J'ai été très touchée lorsqu'il m'a dit un jour : « maintenant je suis heureux ».

## *L'EMDR*

*L'EMDR[70] a été créée par Francine Shapiro USA en 1987[71]. Ses livres servent de référence aux praticiens de la thérapie*

---

[69] Je pense plutôt qu'il se réveillait pour éviter le sommeil paradoxal et peut-être des cauchemars du fait de sa dépression. Eveillé, il percevait ses oto-émissions acoustiques révélées dans le silence. Naturellement inquiet, il a pensé souffrir d'acouphènes et s'est mis à écouter ces bruits à tout bout de champ. Je n'ai pas eu le temps de lui faire part de mon interprétation, puisque ce symptôme a disparu en quelques séances.
[70] EMDR : Eye Movement Desenzitisation and  Reprocessing encore appelée  thérapie par le traitement adaptatif de l'information.

*EMDR et à l'enseignement de la méthode Elle est fondatrice de la thérapie EMDR, Senior Research Fellow du Menlo Park Research Institute de L'École de Palo Alto, et présidente de l'EMDR Institute, Californie.*

*En juillet 2002, elle a reçu le prix Sigmund Freud décerné conjointement par le Congrès Mondial de Psychothérapie et la ville de Vienne.*

*En 2009 à Toronto le département 56 de la Psychologie du Traumatisme de l'American Psychological Association, a choisi Francine Shapiro comme lauréate du Prix des contributions cliniques remarquables dans le champ de la Psychologie du Traumatisme.*

L'EMDR est la méthode la plus reconnue dans le monde pour traiter le stress post traumatique.

*27 Meta-analyses ont reconnu qu'il s'agissait de la thérapie la plus efficace, la plus rapide, la mieux tolérée notamment celles de* Van Etten & Taylor[72] 1998, voir aussi celle d'Allen, Keller & Console (1999), Feske, (1998), Lipke (1999), Spector & Read (1999).
En 2000 : PILOT'S Database montre qu'il s'agit de la méthode qui a subi le plus d'études contrôlées que pour n'importe quel autre traitement [73]

---

[71] Shapiro F. (1989): Eye movement desensitization: A new treatment for post-traumatic stress disorder. Journal of Behavior Therapy and Experimental Psychiatry 20(3) : 211-217.
Shapiro F. (1997): EMDR: The breakthrough therapy for overcoming anxiety, stress and trauma. Basic Books. Trad. Fr. (2005) : *Des yeux pour guérir - EMDR : La thérapie pour surmonter l'angoisse, le stress et les traumatismes.* Seuil, Paris.
[72] Clin. Psych. Psychotherapy.
[73] PILOTS Database for PTSD 2000: Les pilotes de bases de données bibliographiques, couvrant la publication internationale de littérature sur

2008 en France: reconnaissance par la Haute Autorité de la Santé (HAS).

### Les praticiens EMDR

*Dans le monde 100 000 thérapeutes seraient formés à l'EMDR. En France plus de 600 praticiens sont formés ou en cours de formation. Comme toujours avec les phénomènes de mode, des personnes non qualifiées se forment en un week-end et sans supervision, sans pratique, s'intitulent praticiens. L'emploi de cette approche par des personnes insuffisamment formées fait courir des risques graves aux patients. L'institut EMDR-France, rattaché à EMDR-Europe et à EMDR-International Association est le seul organisme de formation reconnu en France.*

### L'EMDR en otologie psychosomatique

Comment guérir les crises et les prévenir lorsqu'on ignore quelle est leur origine ?
L'accès à l'origine des troubles détermine les cibles à traiter en EMDR. A mon sens, il n'est pas possible d'attendre les bienfaits d'une prise en charge que ce soit une psychothérapie ou une psychanalyse étalée sur plusieurs mois voire des années alors que nous sommes en présence d'une surdité brusque, d'une surdité fluctuante, de vertiges, d'acouphènes à traiter dans l'urgence.

---

le stress traumatique, est produit au siège du Centre national de Post-Traumatic Stress Disorder in White River Junction, au Vermont. La base de données pilotes est parrainé par le département américain des Anciens combattants. Son objectif est d'inclure des citations de toute la littérature sur le syndrome de stress post-traumatique.

Cette nouvelle prise en charge psychosomatique intégrant un savoir faire à la fois de l'ORL et de plusieurs psychothérapies permet d'ouvrir l'otologie à d'autres horizons. De cette façon, nous recherchons les **causes**, au cœur même de la vie du patient. Cette prise en charge lui donne les moyens d'être l'auteur de son propre changement.

Lorsque les personnes pensent au suicide, il est impératif de leur montrer qu'il existe des solutions, et de faire part de témoignages positifs de personnes qui ont vu disparaître vertiges et acouphènes ou ne s'en préoccupent plus.

L'EMDR répond à cette attente. Elle utilise les mouvements oculaires qui permettent par l'intermédiaire de nouvelles connexions ou associations mentales, de réaliser une désensibilisation des états émotionnels provoqués par des événements traumatiques. Elle traite les troubles anxio-dépressifs et leurs manifestations. Elle permet une réduction significative voire la disparition des manifestations physiques fonctionnelles des émotions. Les symptômes manifestés dans la sphère ORL sont eux-aussi concernés. Ainsi ai-je vu disparaître chez les patients qui témoignent : vertiges, acouphènes, surdité brusque. D'autres personnes ont constaté la disparition de leur asthme, de leur eczéma, du psoriasis ou des troubles du sommeil, de la concentration et aussi de leurs difficultés sexuelles.

Elle fait évoluer une situation psychothérapeutique bloquée, en reformulant les cognitions négatives tout spécialement chez les patients traumatisés psychiques (viol, abus de pouvoir, violence, catastrophes diverses), dans les états dissociatifs post-traumatiques de l'adulte et de l'enfant. En pédopsychiatrie elle est un outil thérapeutique très efficace.

Dans les conduites addictives elle est utilisée dans les cures de sevrage : tabac, troubles des conduites alimentaires, alcool, médicaments.

De nombreux livres consacrés à ce sujet[74] détaillent la méthode.

Après consultation du site EMDR France, certains de mes patients ont été impressionnés par la gravité des situations présentées. Eux n'ont rien vécu d'aussi terrible. Ainsi sont-ils convaincus de n'avoir pas besoin de bénéficier des bienfaits de cette méthode.

Pour les rassurer je préciserais qu'il est important de reconnaître ce qui est le pire *pour soi-même* et non pas ce qui est le plus terrible pour l'humanité toute entière. Tout est relatif. Ce qui peut paraître terrible pour certains, sera banal pour d'autres et inversement.

| Hypothèses des mécanismes d'action de l'EMDR |
|---|

Une des conséquences du stress post-traumatique est la maladie psychosomatique. Des études ont montré le retentissement biologique du PTSD.

*S'il est aigu*

Les sécrétions des catécholamines et du cortisol sont augmentées, suivies d'une rétroaction négative sur l'axe hypothalamo-hypophysaire. L'expérience de Rauch[75] en

---

[74] Les livres au sujet de l'EMDR sont cités dans la bibliographie située en fin d'ouvrage. Différents auteurs : Jacques Roques, David Servan Schreiber, Francine Shapiro.
[75] KOSSLYN, S.M., SHIN, L.M., THOMPSON, W.L., MCNALLY, R.J., RAUCH, S.L., PITMAN, R.K., & ALBERT, N. M., "Neural effects of visualizing and

1998 a permis de constater qu'une stimulation par audiocassette projetant des images effrayantes augmentait le débit sanguin cérébral dans l'amygdale droite et le cortex orbitofrontal.

*Si le PTSD survient de façon chronique*

Il provoque un épuisement surrénalien objectivé par un taux de cortisol bas, un système hypothalamo-hypophysaire perturbé, une hypersensibilité des récepteurs aux glucocorticoïdes[76] avec diminution du volume de l'hippocampe. Les stimulations bilatérales alternées déclenchant un souvenir traumatique, provoqueraient une synchronisation des fonctions d'activation et d'inhibition dans les réseaux neuronaux des deux hémisphères[77]. Ce qui conduirait à la connexion de nouvelles associations plus rationnelles et moins émotionnellement chargées, restructurant le vécu du souvenir.

Stickgold (1998) a réalisé des milliers d'analyses de rêves et affirme que *pendant cette phase de sommeil paradoxal, correspondant aux rêves, du matériel faiblement associatif provenant du néocortex est transféré sur la base des mécanismes acéthylcholinergiques vers l'hippocampe. A l'inverse il note que pendant les autres phases de sommeil le matériel fortement associatif est transporté en sens inverse de l'hippocampe vers le néocortex. Ce double transfert d'associations affaiblirait affectivement les souvenirs*

---

perceiving aversive stimuli: a PET investigation", Neuroreport, vol. 7, 1996, p.1569-1576.

[76] Yehuda, R et coll, Increased number of glucocorticoïd receptor number in post-traumatic stress disorder, Am. J. Psychiatry, 1991, 148, 499-504.

[77] Nicosia, G. (1994). A mechanism for dissociation suggested by quantitative analysis of electroencephalography. Paper presented at the EMDR Annual Conference, Sunnyvale, CA.

*spécifiques les transformant en souvenirs généraux* dépourvus d'émotions.

> Les stimulations bilatérales, mettraient en œuvre le système parasympathique cholinergique[78].

L'EMDR provoquerait une inhibition du système sympathique et une activation du système parasympathique[79]. Cette réactivité présente des similarités avec les patterns observés pendant le sommeil paradoxal où les mouvements des yeux sont amples et rapides (REM : Rapid Eye Movement)

Jacques Roques psychanalyste à Montpellier, avance l'hypothèse suivante qui est logique lorsqu'on connaît la physiologie du système nerveux végétatif, les mécanismes du stress et la définition d'un réflexe : *dans l'urgence, en cas de stress et de danger, les réflexes de survie et de défense se mettent en route en stimulant le système orthosympathique et provoquant la libération d'adrénaline dans la circulation sanguine, facilitant la fuite sans trop réfléchir.*

On peut aussi préciser qu'elle facilite l'action et le combat *sans trop réfléchir conduisant à des actions inadaptées.*

Au cours d'une séance d'EMDR, pendant la phase d'exposition à la situation dramatique, les stimulations viendraient contrecarrer les réactions physiologiques du stress provoquant la désensibilisation et par conséquent la détente.

---

[78] Robert Stickgold. Département de psychiatrie, Faculté de Médecine d'Harvard. Journal of Clinical Psychology, Vol. 58 (1), 61-75 (2002)
[79] Elofsson,U.O.E.,vonScheele,B. ,Theorell,.Physiological correlates of eyes movements desenstization and reprocessing. Jounal of anxiety disorders 2007/05/12

Comme je l'ai noté précédemment, la détente, les massages, la méditation, la relaxation ou la prière pour certains, permettent l'introspection et la réflexion. Ils provoquent la stimulation du système parasympathique qui a une action sur la plupart des organes. *Ainsi une séance d'EMDR du fait de la désensibilisation en provoquant la détente viendrait libérer la fonction de penser, ouvrant les champs associatifs cognitifs et donc la restructuration cognitive.* Ceci est constaté quotidiennement en pratique lorsqu'après avoir traité une situation difficile, le patient revient la semaine suivante en ayant pensé dans l'intervalle à traiter d'autres évènements qu'il avait complètement oubliés.

Peut-être pourrait-on ajouter l'EMDR au tableau ci-après:

| Nature des facteurs | Système orthosympathique | Système parasympathique |
|---|---|---|
| Nerveux | Stimulé par | Stimulé par |
| Humoral | Hypercalcémie<br>Prostaglandines E | Sérotonine<br>Histamine<br>Prostaglandines F<br>œstrogènes<br>Déficit en calcium<br>Déficit en magnésium |
| Pharmacologique | Adrénaline<br>Noradrénaline<br>Dopamine<br>Endorphine | Acétylcholine<br>sympatholytiques<br>acide nicotinique<br>anti-cholinestérase |
| Généraux | Climat chaud<br>**Stress**<br>Activité physique<br>Activité sportive | climat froid<br>détente corporelle<br>Relaxation |
| *Psychologiques* | *Stress*<br>*Post-traumatique* | *Thérapie EMDR* |

Pourquoi l'EMDR plutôt que les expositions in vivo des TCC ?

Dans les deux méthodes, l'exposition à la situation traumatique active la détresse. La présentation au stimulus préconisée dans le cadre des T.C.C, va la diminuer au prorata du temps passé et des répétitions. Pourtant même si le rôle joué par cette exposition est important, s'exposer ne suffit pas toujours. Par comparaison, l'EMDR donne les mêmes résultats mais dans un minimum de temps.

Il est bien évident que si vous n'avez pas la chance de trouver un praticien EMDR dans votre région, d'autres thérapeutes pourront vous recevoir, de même que si vous ne souhaitez pas suivre des séances de stimulations alternées avec retraitement de l'information. Tout praticien EMDR doit savoir vous traiter autrement. Cela risque de durer plus longtemps. Il arrive que des patients me consultent alors qu'ils habitent très loin de mon cabinet. Je leur donne des informations qu'ils transmettent (s'ils le souhaitent) à leur psychothérapeute et parfois à leur ORL ou leur psychiatre.

Les mouvements alternatifs permettent la libération de chaines associatives d'idées, de sensations ou d'images spontanées sans l'interprétation du thérapeute.

> Tout praticien EMDR doit savoir vous traiter autrement.

Avec les TCC, le thérapeute intervient par son questionnement socratique utilisant la flèche descendante, il trouve les scènes d'exposition en imagination tout d'abord, puis in vivo dans son cabinet, puis le patient va s'exposer dans la réalité.

Les situations d'expositions étonnent parfois. Un de mes patients claustrophobe, n'a pas compris pourquoi un thérapeute pourtant renommé, l'avait enfermé trois heures dans un placard. Il fallait que le traitement ait un sens pour mon patient, ce qui n'a pas été le cas.

En EMDR, ce problème ne se pose pas car le sujet part de situations qu'il a lui-même choisies et c'est lui et lui seul qui associe. Certains comportementalistes préconisent de s'entrainer régulièrement entre les séances alors que ce n'est pas nécessaire avec l'EMDR. Ceci est très important pour des symptômes comme les acouphènes ou les vertiges, le souhait des patients étant de les oublier au plus vite. Or concernant les acouphènes, les thérapies d'habituation *centrent les sujets sur leurs symptômes*, ce qui est l'inverse du but recherché.

Des patients s'en sont plaints car ils doivent sans cesse penser à régler leurs appareils contrairement à ce qu'ils attendent. C'est pourquoi concernant mon expérience professionnelle, la désensibilisation rapide et efficace avec l'EMDR, le développement des ressources, l'apprentissage des compétences sociales, sont en association, le meilleur moyen de passer à autre chose.

## Il existe des contre-indications à la pratique de l'EMDR

Malheureusement toutes les personnes ne peuvent pas bénéficier d'emblée de cette méthode car elles n'ont pas toutes les **ressources** suffisantes pour faire face aux situations traumatisantes. Cette méthode n'est pas anodine.

Les contre-indications :
- le manque de ressources
- les psychoses
- la schizophrénie

C'est au professionnel de décider du meilleur traitement à suivre en fonction de ses compétences. Un praticien en milieu hospitalier pourra utiliser l'EMDR dans la schizophrénie à ses débuts.

Les précautions :
- Le glaucome ou décollement du vitré : utiliser d'autres stimulations que les stimulations visuelles.
- L'asthme : Ventoline à proximité.

## La demande d'EMDR, ne dispense pas d'un examen ORL

Il est arrivé plusieurs fois de recevoir des patients qui, après une visite sur Internet, recherchent leurs symptômes, le terme anxiété, puis traumatisme. De traumatisme sonore, ils passent à stress post-traumatique et ils consultent le site EMDR

France. Ils pensent avoir besoin de ce traitement pour traiter leurs acouphènes ou leur surdité en lien avec un traumatisme sonore. Des confrères sachant que cette pratique existe, la conseillent à leurs patients. Or tous les patients ne relèvent pas de ce traitement. Tout d'abord, et je ne le répèterai jamais assez, les patients doivent être « bilantés ». Ensuite l'EMDR ne se pratique pas tout de suite, dès la première consultation. Une à plusieurs séances d'analyse fonctionnelle est nécessaire afin de prendre toutes les précautions nécessaires à la réussite. Certains patients souhaitent un traitement rapide. Voici l'exemple d'Alain qui souffrait en fait d'un catarrhe tubaire lié à une inflammation de la trompe d'Eustache. Il était très inquiet.

*Alain, 25 ans, adressé par son médecin généraliste pour acouphènes et surdité. Il consulte inquiet pour une thérapie par les mouvements occulaires. Il pense avoir besoin d'une séance d'EMDR car il a subi un traumatisme.* **Une séance !?!** *Il se plaint d'un acouphène très intense depuis* **15 jours.** *Son médecin lui a fait prendre conscience qu'il était dû à un* **traumatisme** *sonore. Il a cherché ce mot sur Internet et de vague en vague il a surfé et atterri sur la page des praticiens susceptibles de le guérir de son traumatisme. C'est pourquoi il demande une séance d'EMDR. Après avoir examiné le patient tout en lui posant quelques questions, j'apprends qu'il a déjà consulté un confrère ORL. Quelques jours plus tôt, l'audiométrie était normale. Il a prescrit un vasodilatateur. Le patient n'a pas été rassuré par cet examen et incapable d'attendre que le résultat du traitement médical, il a surfé.*

Le traumatisme sonore peut être appréhendé sous deux angles. Celui d'une lésion possible de la cochlée ou celui des circonstances de l'accident elles-mêmes source de stress.

*Le patient présente une voix nasale. S'agit-il d'un catarrhe tubaire ? Par sécurité, je lui demande de réaliser la manœuvre de Valsalva qui consiste à bloquer la respiration et à envoyer de l'air sous pression dans les oreilles. Le but étant de vérifier la perméabilité de la trompe d'Eustache. Il essaie et malgré plusieurs essais, l'air ne passe pas. La manœuvre de Valsalva reste négative. Il s'agit d'un catarrhe tubaire vérifié à l'audiométrie. La légère surdité dont il se plaint est en lien avec l'inflammation de la trompe d'Eustache. Il s'agit d'une surdité de transmission et non pas d'une surdité de perception qui signerait une atteinte de l'oreille interne (traumatisme sonore).*

Les patients peuvent conduire sur de fausses pistes et les pathologies sont capables d'évoluer rapidement du jour au lendemain. Un train peut en cacher un autre.

*Il reste inquiet. Bien informé sur Internet, il a lu : « Sensation d'oreille bouchée = maladie de Menière ». Il a donc pensé souffrir d'une maladie de Menière débutante. Il interroge :*
- *Peut-on envisager un traitement ?*
- *La réponse est la suivante : OUI.*
- *Lequel ?*

Il s'agit d'une consultation de psychosomatique. Le traitement sera tout d'abord somatique ORL constitué de lavages des fosses nasales avec du sérum salé, au rythme de trois fois par jour suivies une fois les narines et le rhinopharynx nettoyés, de la manœuvre de Valsalva, ceci sur une durée d'une semaine. (Il y a d'autres prescriptions possibles, des pulvérisations nasales, un anti-inflammatoire selon le degré de gravité).

*Quelles ont été les circonstances particulières de son traumatisme sonore ? Existe-t-il un lien avec d'autres* évènements ? Quelle est sa demande ? Je lui ai posé ces questions séparément attendant chaque fois sa réponse. Les questions sur le traumatisme perçu l'ont fait réfléchir. Il m'a interrogée sur les mécanismes, ce qui se passait dans son oreille et ainsi a-t-il fait la différence entre un traumatisme sonore sans répercussion sur son audition et un traumatisme sonore avec lésion des cellules nerveuses de l'audition. Son audition étant normale, il ne présentait aucune atteinte auditive de l'oreille interne. Les acouphènes sont la conséquence possible d'une souffrance des cellules ciliées mais en aucun cas elles ont été détruites, sinon son audition serait perturbée.

Les acouphènes sont souvent présents dans le catarrhe tubaire. C'est la cause la plus fréquente.

*Puisqu'***Alain** *consultait pour de l'EMDR, j'ai vérifié auprès de lui si le diagnostic, le traitement et l'absence d'EMDR lui convenaient. Les explications sur les trois oreilles lui ont permis d'y voir plus clair. Il était « content d'être venu. S'il était inquiet, le voilà rassuré maintenant ». Tous les deux nous pensons qu'il est bien de prendre le temps ! Conscient de son terrain anxieux, il vérifie s'il peut consulter même s'il ne vient pas pour une cause ORL.*

Pour quelles raisons les patients présentant des acouphènes ne supportent-ils pas les bruits provoqués par leur propre corps alors qu'ils sont supportés par la plupart des sujets ? Ces bruits ne présentent aucun intérêt alors pourquoi les rechercher ? Les patients anxieux, disent rechercher **leurs** acouphènes lorsqu'ils disparaissent. C'est ce qu'il ne faut surtout pas faire car en agissant de la sorte les circuits de la mémoire sont activés. La mémoire à l'œuvre représente les acouphènes sur un plateau, à coup sûr !

Lors des séances d'EMDR, nous cherchons les cibles à traiter :
- la situation la plus ancienne où le trouble est apparu
- les situations les pires où le trouble était présent
- les situations les pires de la vie

Quand la personne ne se souvient pas des situations à l'origine des acouphènes, nous partons du symptôme.

*Il arrive que la perception des acouphènes disparaisse à la suite d'une seule séance. En moyenne une dizaine de séances suffisent. Tout dépend de l'importance des troubles et de la personnalité du sujet.*

Pour les personnes souffrant d'acouphènes et pour les thérapeutes EMDR non ORL, il est toujours possible d'essayer l'EMDR en fonction des traumatismes évoqués. Mais si les bilans ne sont pas encore réalisés, ces personnes doivent être dirigées vers un ORL assez rapidement pour ne pas prendre le risque de se tromper ou de passer à côté d'une maladie qui peut être traitée autrement.

Le patient dont le bilan radiologique avec IRM ou Scanner est normal, peut être rassuré. Il lui est alors possible en toute conscience de considérer le symptôme comme une manifestation somatique ou fonctionnelle du traumatisme psychologique encouru et de bénéficier de sa psychothérapie sans arrière-pensée. Il m'est arrivé plusieurs fois de demander une IRM et de révéler ainsi un neurinome de l'acoustique alors que le bilan auditif était normal. Parfois, il s'agissait d'une forme cochléaire de l'otospongiose. Les patients s'interrogent sur la transmission génétique de cette maladie, pourquoi sont-ils concernés et non pas leurs frères et sœurs ? Ils ont besoin de comprendre et d'exprimer leurs difficultés.

Même si ces pathologies sont rares et bénignes, ces constatations pourraient motiver toutes les personnes et surtout les thérapeutes EMDR à travailler en collaboration avec les ORL.

## Discussion

Après des séances d'EMDR, j'ai souvent entendu mes patients reconnaître spontanément qu'ils ne sont jamais allés aussi loin avec leur psychanalyse.

Malgré tout le bien que je pense de la thérapie par les mouvements des yeux, elle ne suffit pas lorsque la personne manque d'apprentissage. Elle s'associe aux ***techniques de réadaptation fonctionnelle*** :
- la rééducation orthophonique,
- des séances de kinésithérapie et de massages, bains en piscine d'eau chaude,
- l'apprentissage des compétences sociales enseignées aussi bien dans le cadre des TCC qu'en AT

J'explique ainsi à mes patients qu'un enfant présentant des difficultés en mathématiques du fait d'un blocage psychoaffectif, va se trouver libéré grâce à l'EMDR. Il ne sera pas « bon en math » pour autant. Il va pouvoir suivre l'apprentissage et progresser, ce qui était impossible auparavant. Une orthophoniste l'aidera à compenser son retard et à surveiller ses acquisitions de façon à le remettre sur les rails.

Pour les adultes présentant des difficultés sexuelles, peuvent s'adjoindre une prise en charge sexo-corporelle ou psycho-corporelle ou des massages doux, type massage californien.
La kinésithérapie, les cures thermales ou de bien-être sont aidantes.

Si la source de souffrance a pour origine le stress post-traumatique (abus sexuel, violence physique, harcèlement moral..), une fois les blocages liés au traumatisme libérés grâce à l'EMDR, les prises en charges précitées permettront aux patients d'expérimenter une action et ses conséquences sensorielle ou sensuelles dans un cadre où toutes les protections sont mises en place.

Si l'on compare les prises en charge en TCC et en EMDR, il n'y a pas de tâche imposée entre les séances de thérapie par les mouvements alternés. . Le patient choisit de vivre à son rythme ce qui est bien pour lui. Il a besoin parfois de vérifier dans la réalité de sa vie quotidienne les bénéfices acquis en séance pour conclure qu'il est guéri.

*Maryse souffrait d'hyperacousie. Elle ne supportait plus aucun bruit. Elle souffrait de harcèlement dans son travail. Son patron ne croyait pas à son hyperacousie, il pensait qu'elle en tirait de nombreux avantages. Pour vérifier, il s'amusait à laisser tomber des objets métalliques sur son bureau pour la faire sursauter. Lorsqu'après des séances d'EMDR centrées sur cette situation, elle s'est désensibilisée, d'autres scènes de traumatismes sonores (paroles dévalorisantes, cris entendus lors d'une intervention chirurgicale..) sont apparues et ont été traitées. Elle s'est dite guérie à la fin d'une séance, mais elle n'arrivait pas à le croire complètement. Elle voulait le vérifier dans la réalité. Elle est revenue un jour me disant qu'elle se sentait véritablement guérie car expliquait-elle, prenant le train, elle a pu rester sans souffrir, dans la zone de bruit maximal, située entre deux wagons. Nous avons pu continuer par l'apprentissage des compétences sociales pour faire face à des situations de conflits dans ses relations tant familiales que professionnelles.*

**Marcel** quarante cinq ans, a vérifié qu'il pouvait donner des limites à son père très agressif physiquement. Après plusieurs séances d'EMDR (où il a traité sa peur de la violence de son père) complétées par des séances d'affirmation de soi qui lui ont donné le vocabulaire adéquat pour s'affirmer. Il a été étonné de s'entendre dire « écoute papa, maintenant c'est terminé ». Le père a dit sur le même ton posé : « Bon, puisque c'est comme ça, je rentre chez moi ». Il n'y a pas eu de violence.

Quand il a consulté, ce patient de plus de quarante ans se comportait encore comme un petit enfant. Après les séances d'EMDR, il n'avait plus peur de son père. J'ai pu constater son manque de compétences sociales et il a pu intégrer un groupe d'ADS où il a montré qu'il faisait l'inverse de la même chose passant de la passivité à l'agressivité, ce qui n'allait pas vers la résolution du problème. Au contraire, cela le menait à la catastrophe. Il a appris à négocier. En quelques séances, il a appris à parler calmement en s'entrainant lors de jeux de rôles. L'association EMDR et ADS lui a fait vivre un véritable changement et ça a marché. Il ne cachait pas sa joie en témoignant de sa réussite. C'était très émouvant.

J'ai conseillé à des couples de consulter en thérapie sexo-corporelle. Ils en ont été très satisfaits. L'EMDR les a préparés en désensibilisant leurs émotions en lien avec des abus. Un apprentissage en douceur chez un sexologue confirmé leur a permis de s'exposer à des situations qu'ils n'auraient jamais pu imaginer pouvoir vivre, guidés pas à pas par leur thérapeute. Ils ont ainsi pu vérifier qu'il leur était « possible de réussir ». Certains ont pu découvrir une relation sexuelle pleinement partagée grâce à une érection maintenue.

D'autres ont découvert l'orgasme. Comment savoir ce que c'est sans l'avoir vécu ?
On ne parle pas assez de plaisir en Médecine.

## La psychogénéalogie

En occident il est par convention défini que la vie débute à la naissance. Les asiatiques tiennent compte de la date de la conception. Il s'agit d'une convention. Il est possible de considérer les gamètes dont nous sommes issus, encore plus en amont. Ce « matériel » vivant est constitué chez notre mère avant même sa naissance et chez notre père dans les mois qui ont précédé notre conception. Nous savons que le génome n'est pas statique, il se modifie dans le temps. Aussi peut-on se poser la question de l'influence de l'environnement physique et émotionnel au moment de la séparation des deux brins d'ADN lors de la constitution des gamètes, et peut-être après? De quoi sommes-nous imprégnés biologiquement ? En quoi des évènements de vie survenus dans le passé lointain de la mère et de la grand-mère pour la femme, et celui plus récent du père pour les hommes, influencent-ils biochimiquement notre vie et déterminent-ils notre caractère ou notre santé ?

*Fabrice consulte pour une **hyperacousie** récente. Des **acouphènes**, il en souffre depuis quarante ans, alors il a eu le temps de s'habituer. Il évoque une **surdité** congénitale bilatérale. Ce qui m'oriente vers la psychosomatique ce sont plusieurs de ses propos notés avec soin afin d'établir des liens:*
- *Ma surdité congénitale porte sur les graves. Elle n'est pas évolutive. Mon père a la voix grave. Il a toujours été très colérique. Je suis colérique.*
- *J'ai recherché dans la famille, personne n'a de surdité. Je suis le seul. (enquête génétique ?).*

- *Je ne peux pas supporter l'idée d'avoir des appareils, j'ai mis des années pour m'habituer, d'ailleurs je n'en porte qu'un, comme ça j'ai une oreille « naturelle » et l'autre pas.*

*Bien entendues*, ces petites phrases sont noyées dans un flot de paroles. Elles m'intriguent et je désire en savoir plus.

*Pour expliquer les liens, l'ayant entendu évoquer sa surdité congénitale, sa famille, ses frères et sœurs, ses oncles et tantes, j'ai tout de suite pensé « génétique » et « grossesse » :*
- *Que s'est-il passé quand votre mère vous attendait ?*
*Il répond à côté du sujet. Est-il gêné pour comprendre ma question du fait de sa surdité, ce qui n'a pas été le cas tout au long de l'entretien ou bien ne peut-il pas entendre la question pour une autre raison ? J'insiste :*
- *Que s'est-il passé quand vous étiez in utero ?*
- *Ah ! Elle ne m'a jamais parlé de ça.*
- *Vous est-il possible de l'interroger ?*
- *Non ! Trop d'émotions, je ne pourrai jamais. Je n'ai jamais parlé de ça avec ma mère.*
*Le temps passe, il parle d'une chose et d'une autre puis revient en boucle sur le sujet :*
- *J'ai toujours su qu'il s'était passé quelque chose à ce moment-là (grossesse ou conception ?).*
*Il continue :*
- *J'ai toujours su qu'il s'est passé quelque chose dès ma conception.*
*De quel secret s'agit-il qui ne peut être entendu ? « Il sait » car on lui a souvent dit*
- *Tu as toujours été très pénible,*
- *tu pleurais beaucoup bébé*
- *« On » ne disait pas la même chose de ses frère et sœurs.*

- *Pourquoi moi ?* [80]
- *Mon père criait beaucoup après moi, pour un rien...*
- *Tout ceci a déterminé mon caractère nerveux.*

Au bout du compte il est peu assertif. Il a souffert de timidité toute son enfance car la surdité a été détectée tardivement. En groupe, il confondait les sons, il présentait des troubles de l'intelligibilité et de la compréhension. Les autres riaient de ses confusions et de ses passages du coq à l'âne. On le trouvait étonnant. Il se trouvait à part. A part dans sa famille, à part à l'école. Au fond, qu'est-ce qui le fait se sentir à part ? Qu'est-ce qui ne peut être entendu ? S'il le souhaite, il peut enquêter.

Plus tard, il a refusé ce handicap. Porter un appareil aurait été trop blessant, trop déprimant, etc... Il s'est toujours senti différent. Toujours ! Depuis quand ?

Seule la mère connaît son histoire, ce qu'elle a vécu, dans quelles circonstances il a été conçu et par qui ? Quels ont été les désirs de l'un et de l'autre de ses deux parents. Je lui propose pour traitement, les techniques d'affirmation de soi. Il a besoin d'apprendre à s'affirmer pour enquêter et connaître le secret de son histoire. La prise en charge portera dans un premier temps sur les troubles de l'assertivité. Grâce aux techniques d'affirmation de soi, il va oser poser des questions à sa mère et à son environnement.

Il devra apprendre à faire ce que l'on nomme de l'affirmation de soi négative en ce qui concerne son handicap. Il va devoir apprendre à demander aux personnes de répéter quand il ne comprend pas. Montrer son handicap plutôt que de le cacher, l'a donc conduit à faire face à ses propres critiques. Le travail cognitif a été mis en route dès la première séance.

---

[80] Je lui expliquerai plus tard que ce qui oriente vers une surdité, ce sont les troubles du comportement et leurs variations dans le temps.

A l'évocation de sa surdité sur les fréquences graves je lui ai rappelé l'existence des filtres passe-bas constitués par les parois utérine et abdominale. J'ai évoqué l'expérience de Catherine Dolto, gynécologue, dont je possède le disque. Elle a placé un petit micro dans le vagin de femmes enceintes. Elle leur a fait écouter différents styles de musique. Elle les a faites parler et chanter tout en enregistrant les sons reçus par le fœtus in utéro. Seuls les sons graves étaient perçus.

*__Fabrice__ a spontanément exprimé qu'il avait peut-être eu l'intention très tôt de ne pas entendre les cris et la voix grave de son père au moment de ses colères. « Déjà je ne voulais pas entendre ». Il a établi un lien entre ce qu'il pensait « je suis (psychologiquement) à part » et « les autres (hommes de la famille) sont différents de moi, (eux ne sont pas sourds) », avec pour dénominateur commun « Ma » surdité, comme si sa surdité, c'était lui, toute sa personne.*
*Un jour, après s'être entrainé avec moi en séance en pratiquant un jeu de rôles, il a eu le courage d'interroger sa mère dans la réalité, sans craindre ses réponses. Tout au long des entretiens, au fur et à mesure qu'il commençait à établir des liens, il répétait « ça je le savais ».*
*L'histoire des spermatozoïdes fabriqués dans les mois qui ont précédé sa conception l'a fortement intéressé. Il a aussitôt réagi en pensant qu'il allait devoir enquêter du côté de sa lignée paternelle. A partir de cet instant, son attitude physique a changé. Il s'est redressé. Il a posé les deux poings sur la table comme prêt à affronter ses origines.*

L'intérêt de cette prise en charge éclectique est qu'elle permet de suivre le patient là où il en est et de lui proposer des outils intégrés lui permettant de devenir son propre thérapeute.

***Suzanne*** *ne se doutait pas de ce qui l'attendait. Elle a consulté pour des séances d'EMDR et finalement elle se retrouve à la recherche de secrets de famille. Elle est adressée par un confrère ORL pour une prise en charge psychosomatique de ses vertiges de Menière. Elle a choisi de traiter en EMDR un souvenir épouvantable qui, de son point de vue, est à l'origine de ses vertiges. Elle voulait traiter la scène où, à l'hôpital, l'obstétricien lui a annoncé qu'elle présentait une masse abdominale qui pouvait être une grossesse extra-utérine. Elle était en colère vis-à-vis d'elle-même car elle avait négligé les petites hémorragies en début de grossesse. Elle les prenait pour des menstruations Elle a interprété les vomissements qu'elle attribuait à une gastro. Elle s'en voulait de sa négligence mais disait-elle : c'était «plus fort qu'elle ! ». Elle-même n'aurait pas consulté si son mari n'avait pas insisté et elle serait morte !*

Tout de suite à l'écoute de son discours j'ai pensé « petite enfance » et même « lignée », et encore plus en amont : « psychogénéalogie ».
Pourquoi était-ce « plus fort qu'elle ? ».

*L'interrogeant à ce sujet, elle découvre que nombre de femmes de la famille sont mortes en couche, que d'autres ont présenté des difficultés obstétricales. Je n'en dirai pas plus sinon que le vocabulaire employé par la patiente au cours de sa séance me faisait penser à l'éventualité d'un avortement. Je me suis tue.*
*J'ai attendu et quelques séances plus tard, alors que ses vertiges ont disparu, elle évoque le résultat de son enquête familiale. Elle évoque une histoire d'adul-taire survenue dans un passé lointain. Elle a obtenu ces informations d'un cousin qui, comme par hasard, à la même époque, cherchait aussi à découvrir un secret. Il parle de sa psychanalyse et au cours de la discussion, finalement, il lui apprend l'existence*

*d'un enfant adultérin ! Une erreur de conduite, extra conjugale, en dehors des sentiers battus, une tromperie !*

Découvrir un secret, vérifier une intuition apporte un élan d'énergie, une meilleure confiance en soi, plus d'estime et de tolérance. Cette découverte est libératrice, elle permet de « rendre à César, ce qui appartient à César » et de se détacher du problème. Si une arrière grand-mère a trompé son mari, si un grand-père a fait faillite et perdu toute sa fortune aux jeux, si…, si…, si…... en quoi les descendants sont-ils responsables ? Doivent-ils porter le fardeau ou traîner des casseroles toute leur vie avec le risque de les transmettre de génération en génération ? Comment faire le deuil de ce que l'on ignore ? Arrivé à la troisième et surtout à la quatrième génération, le sens du secret se perd, et il a tendance à s'incarner d'où les processus de somatisation.

**Suzanne** *a compris et senti dans son corps qu'elle n'avait pas à payer pour les autres. Comme dans la chanson de Georges Brassens : « mourir pour des idées qui n'ont plus cours le lendemain ». Elle aurait pu en mourir étant dans la méconnaissance du problème. C'était plus fort qu'elle !*

Avant la pratique de l'EMDR, je ne demandais pas aux malades de lister les situations les pires de leur vie. Il fallait attendre plusieurs mois voire des années avant qu'ils ne révèlent le cœur du problème. Il est possible que cette somatisation soit préparée pour certains patients dès la période fœtale. Les vertiges sont souvent liés à des troubles existentiels. Le corps a une mémoire et le vestibule est sollicité très tôt in utero.

## L'ultime étape de la réussite

L'ultime étape de la réussite est de profiter de ses lauriers. Quand tout va nettement mieux, quand les objectifs sont atteints, un contrôle est proposé à trois mois, puis à six mois après la fin de la thérapie. La dernière étape de la réussite est de profiter de ses lauriers. Nombreux sont les patients qui s'en privent. Ils annulent leur rendez-vous parce que tout va bien. La réussite procure de la joie. La joie se partage. Cette ultime étape permet de se quitter parce qu'on est quitte. Le contrat de soins étant terminé, il n'est plus donné de rendez-vous. Le patient pourra consulter de nouveau s'il en a besoin et s'il le demande.

## En conclusion

La prise en charge psychosomatique par un praticien ORL formé sérieusement à la psychothérapie permet de prescrire les traitements médicaux adaptés, de privilégier l'écoute et de traiter en psychothérapie de façon intégrative, en collaboration avec le chirurgien si cela s'avère nécessaire. Cette prise en charge globale conduit à des résultats surprenants et à une satisfaction de chacune des parties en présence, famille y compris. Elle évite bien des écueils.

# SYNTHESE, REFLEXIONS ET AUTRES HISTOIRES

**Toute personne entend un sifflement dans le silence**

Il est important de préciser que n'importe quelle personne perçoit un sifflement dans le silence. La plupart du temps ce bruit n'est pas consciemment enregistré, grâce au processus physiologique d'habituation et peut-être parce qu'il ne présente aucun intérêt.

**Les chiffres**

En fait, il est difficile de savoir combien de personnes souffrent d'acouphènes en France. Les chiffres varient. Certains parlent de 1,3 Millions d'autres annoncent plusieurs millions de personnes. Parmi celle-ci il serait répertorié 250 000 personnes dont les acouphènes seraient invalidants. Les causes ORL sont nombreuses et pour 90% des sujets, les traitements ORL classiques sont satisfaisants. Quand les patients « échappent » aux traitements médicaux et chirurgicaux classiques que reste-t-il à proposer? Comment répondre à la demande de traitement quand si peu d'équipes s'investissent dans la prise en charge psychosomatique des acouphènes ? Des associations fournissent des informations importantes et intéressantes nécessaires à la compréhension mais cela reste insuffisant.

**Internet**

*Tout d'abord, le scénario catastrophe*
Les patients cherchent des solutions sur Internet. La liste des pathologies à l'origine des acouphènes est très longue et seuls, face à leur ordinateur, ils s'imaginent être gravement atteints alors qu'il n'en est rien. Quand un ORL leur dit qu'il n'y a *rien de grave*, il faut comprendre qu'il n'y a pas de cause ORL particulière à traiter ce qui ne veut pas dire qu'il n'y a *rien*. Les souffrances du passé laissent des brèches qu'il

est nécessaire de colmater. Des deuils et des séparations, des agressions, des violences morales et physiques, des traumatismes de guerre, des cataclysmes, des accidents et bien d'autres situations dramatiques laissent des traces psychiques et font le lit des somatisations. Il est important que les patients fassent confiance à leur intuition et consultent un psychothérapeute.

S'ils poursuivent leurs recherches en ligne. Ils parcourent les forums où témoignent les personnes qui tout comme eux sont à la recherche de solutions ce qui leur donne l'impression très négative que personne ne peut rien pour eux. Chacun témoigne des échecs d'une multitude de recettes et en recherche de nouvelles solutions. Les patients qui vont bien ne viennent pas communiquer en ligne puisqu'ils ne rêvent que d'une chose, oublier leurs acouphènes ! Quand ils n'y pensent plus, ils sont loin témoigner !

Savoir que des personnes qui ont souffert d'acouphènes invalidants n'en souffrent plus et disent se sentir bien, c'est plutôt rassurant.

**Les thérapies**

En 2009, j'ai assisté à des journées sur les acouphènes et les vertiges à Paris. Il arrive que timidement, soient préconisées la relaxation et la sophrologie. Les thérapies comportementales sont évoquées et l'hypnose pointe son nez. Les ORL, pour la plupart, évitent de prononcer le mot « psychothérapie ». J'ai même entendu dire à une dernière journée sur les vertiges, qu'il ne fallait pas en parler sous prétexte que cela pouvait effrayer les patients alors qu'au contraire il est important d'en parler ouvertement. En fait les spécialistes ORL non formés restent dans la méconnaissance du problème.

S'il est bon d'évoquer l'entretien de la santé et de proposer la méditation ou les massages, ces pratiques constituent un complément de traitement. Elles permettent de ressentir un meilleur confort. Prendre des moments de détente physique favorise l'introspection et permet de réfléchir à sa vie, d'évaluer ce qui va ou ne va pas et de penser aux solutions possibles et à sa propre capacité à résoudre les problèmes. Mais la relaxation, la sophrologie et les massages ne conviennent pas à tout le monde. Ces pratiques présentent même des contre-indications médicales.

D'autres personnes ont besoin de stimulations, de sensations fortes, d'exercice et d'activité pour évacuer leurs tensions internes. Elles ont besoin pour certaines de se « vider la tête ».
Un de mes patients a lu ce livre et a trouvé qu'il manquait des recettes. Il n'est pas possible d'appliquer les mêmes recettes à tout un chacun. Chaque personne est particulière, et le traitement comme vous avez pu le comprendre est spécifique. Il a trouvé que contrairement à Internet, il lui redonnait espoir.

Les patients qui consultent après avoir déjà tout essayé ont besoin d'être écoutés.

***Sandrine*** *a consulté internet. Elle souffre de plusieurs pathologies chroniques et particulièrement d'acouphènes. En trois séances ils ont pratiquement disparu. Elle confie avoir pensé au suicide. L'écoutant, je la prends très au sérieux car elle a tout prévu au cas où elle se sentirait trop mal. Elle confie que sa vie est vide de sens ce qui la renvoie à un acte manqué. Alors qu'elle concluait récemment l'achat d'une voiture, elle s'est aperçue qu'elle signait un document de son nom de jeune fille et non pas de celui de son époux. Elle a*

*trouvé ce geste étrange. Elle a pleuré lorsque j'ai évoqué de possibles regrets. Elle n'avait pas vu les choses comme ça.*
*Elle aime son mari et ses enfants mais « avant » elle se sentait libre, elle riait et jouait. Maintenant il ne lui reste plus de temps libre. Elle se sent dépassée. Elle choisit la scène de la signature et sa peur de devenir folle. Nous commençons la séance d'EMDR après avoir établi un lieu sûr où elle se sent au calme et en sécurité. Le souvenir du suicide de sa mère vient la troubler. Elle établit un lien entre sa peur de devenir folle et celle de disparaître comme sa mère. Elle craint qu'un jour elle ne puisse pas lutter. Lui revient le souvenir de sa signature, du même nom que sa mère. Puis elle rit car elle prend conscience que son « inconscient lui a lancé un message ». Ce sont ses propres mots. Il en est de même pour les acouphènes et une aggravation de sa polyarthrite. Ce sont des signes précise-t-elle. Elle rit franchement car elle sent qu'il est important pour elle de changer sa vie. Elle est heureuse d'envisager cette éventualité. Elle prend conscience de sa peur car pour elle «changer de vie» signifie «quitter son mari et ses enfants», ce qui lui semble effrayant. Elle est dans le « tout ou rien », sans nuance. Elle vient d'imaginer qu'elle peut à la fois rester avec son mari et changer de vie. Entre le blanc et le noir n'existe-t-il pas toutes les couleurs de l'arc en ciel ? Plus nuancée, elle va donner des limites à son mari, reprendre une activité de loisirs qu'elle a abandonnée au fil du temps. Une partie de la séance a été basée sur le transfert de ressources. Elle a revécu des situations de plaisir lors de sa vie de jeune fille. Je lui ai demandé de les ramener dans le présent toujours en imagination. Elle a compris qu'inconscient et conscient peuvent communiquer et font partie d'elle-même. Elle sait désormais qu'elle n'est pas folle. Elle fait confiance à son inconscient. Elle a retrouvé l'énergie du passé au contact de ses ressources internes.*

**L'écoute**

La pratique de « un symptôme égale un médicament » ne satisfait pas la plupart des gens qui multiplient les consultations à la recherche d'une bonne oreille.

Les médecins ont besoin d'être formés en psychosomatique. Certains comme je l'ai lu sur un site professionnel croient encore que les médecins sont aussi des psychothérapeutes. Comme ça, sans être formés ? Sans avoir eux-mêmes été analysés ? Sans être supervisés ? Ils croient souvent que les troubles anxio-dépressifs sont la conséquence de l'acouphène et non pas la cause. Or les deux sont possibles et il peut se voir instaurer un cercle vicieux.
La dépression masquée se révèle souvent par l'intolérance aux bruits émis par l'oreille interne. Une personne dépressive ne voit que ce qui ne va pas. L'acouphène révélé devient un point de fixation, « une idée fixe ». La personne ne sait pas qu'elle déprime. Elle ignore qu'elle filtre ce qui est négatif, mettant de côté ce qui va bien. Pour peu qu'elle soit anxieuse, elle va modifier ses comportements en favorisant la fuite ou le combat. Elle peut devenir passive, agressive ou passive-agressive, d'une humeur changeante. L'entourage au fil du temps souffre lui-aussi. Si l'entourage ne le supporte plus, le patient *acouphéniques* se sentira doublement victime, ce qui va accentuer sa dépression. Il va en prendre conscience pensant que les acouphènes sont à l'origine de sa dépression alors qu'ils l'aggravent.

L'homme n'est pas fait pour vivre seul. Il faut savoir que la phobie sociale (aux environs de 13% de la population générale) et l'isolement ont pour conséquence la dépression. J'ai réalisé une étude avec le Docteur Frédéric Fanget, psychiatre, que j'assistais dans un groupe d'affirmation de soi. Elle a montré qu'en modifiant les schémas de pensées dysfonctionnelles à la base de la dépression chez des personnes souffrant de phobie sociale, plus l'assertivité augmentait et plus la dépression diminuait. Ceci de façon inversement proportionnelle. C'est ce qui m'a donné l'idée d'appliquer cet apprentissage aux patients souffrant d'acouphènes et qui avaient tendance à s'isoler. Si je n'avais pas pris le temps d'écouter ces personnes témoigner de leurs peurs, je n'aurai jamais établi de liens entre leur isolement et leur phobie. J'aurai cru comme elles en témoignaient qu'elles évitaient les bruits extérieurs du fait de leur pathologie auriculaire et non pas qu'elles craignaient les contacts sociaux. En cherchant grâce à la passation de tests, j'ai pu diagnostiquer d'autres phobies et des troubles obsessionnels. Les patients m'ont énormément appris. Cela m'a aussi fait réfléchir à propos des pratiques médicales actuelles qui se perdent en examens et paperasseries administratives au détriment de l'écoute. Que de temps passé à ne plus soigner nos patients !

> Il existe une véritable demande d'écoute de la part des patients.

Je les entends dire :
- mon médecin est toujours à regarder son ordinateur. Je me demande s'il m'a vu la dernière fois, de là à m'écouter ?
- Je lui ai pourtant dit tout ça mais il n'a pas réagi.
- Mon chirurgien ne m'a pas rendu visite lors de mon hospitalisation. Je suis frustrée de n'avoir pas pu lui parler. Je suis très en colère. S'il m'avait écoutée, il aurait su que…
- Mon chirurgien m'a dit :
    o vous n'êtes qu'une hystérique !
    o c'est obsessionnel chez vous !

- je peux rien pour vous, je ne veux plus que vous me parliez de ça.
- que j'allais mourir avec !

La psychologie et plus particulièrement la psychosomatique n'intéressent pas toujours les médecins. Cela nécessite un investissement personnel, beaucoup d'argent car les formations coûtent très cher et ne sont pas indemnisées. En multipliant les examens, les médecins ont peut-être l'impression de pratiquer une médecine plus noble mais ils sont loin de la réalité de la personne qui se trouve face à eux. J'ai interrogé plusieurs grands patrons parisiens et des chercheurs en neurosciences à la pointe du progrès (INSERM). Je leur ai demandé tout simplement après leur exposé :

- *Avez-vous interrogé vos patients sur leur vie ?*
- *Leur vie ? Non ! M'ont-ils répondu.*
- *Et pourquoi ?*
- *Et s'ils manifestaient des émotions ? Et s'ils pleuraient ? (Chacun son métier).*
- *Et si ces personnes étaient malades de tristesse ?*
- …..

Va-t-on continuer à traiter de façon clivée d'un côté les patients dits organiques et de l'autre les patients dits fonctionnels ou nerveux ou « malades imaginaires », alors qu'il s'agit des mêmes personnes à suivre dans leur globalité? Tout est psychosomatique en médecine or en France, la psychosomatique n'est pas enseignée aux médecins.

L'acouphène ne doit pas être considéré comme un ennemi à détruire. Le fait qu'il dérange est un symptôme, une petite voix qui dit que quelque chose qui ne va pas. Il faut l'écouter !

## Ce n'est pas facile de changer

Tout changement déstabilise. Pour certains patients, garder le symptôme permet d'éviter d'être confrontés à encore plus de difficultés. Lorsqu'ils souffrent de stress post-traumatique, on peut comprendre qu'ils ne souhaitent pas revenir à des histoires anciennes dont la révélation serait en elle-même traumatisante. C'est pourquoi il est plus aisé de prendre un médicament ou parfois de se faire opérer, que d'avoir accès à l'origine du problème.
Il arrive que des patients souffrant d'acouphènes reviennent déçus d'apprendre que leur IRM est normale. Ils auraient préféré « avoir quelque chose » à opérer tellement leurs acouphènes sont violents, tellement leur souffrance est grande. De quelle souffrance se plaignent-ils en fait ? Ils imaginent qu'il existe forcément un traitement médical ou chirurgical. Ou alors ils pensent à des solutions dramatiques. Certains parlent de suicide ou craignent de devenir fous. Ils ignorent leurs capacités personnelles à résoudre leurs problèmes. Ils ne pensent pas se faire aider par un psychothérapeute. C'est pourtant une bonne solution.
En progressant, les sujets vont devenir conscients des options évoquées en thérapie et piochées dans leur potentiel de ressources. Si certains vont ainsi résoudre leurs problèmes, d'autres ne vont pas « bouger ».

*C'est le cas de* **Lucas.** *Etudiant, il travaille pendant ses vacances. S'il perdait ses acouphènes, il serait obligé de retourner travailler. Il n'aime pas ce travail de conditionnement mais il a promis à sa petite amie de gagner de l'argent pour la rejoindre en Espagne à la fin de l'été. Alors il hésite : les inconvénients à les perdre sont-il égaux, inférieurs ou supérieurs aux avantages à les garder ? C'est ce que nous allons chercher à évaluer ensemble.*

*Lucas imagine son projet, il sent qu'il en a envie et à la fois il ne peut pas le réaliser. Cette position est très inconfortable et crée de l'anxiété. Le traitement est de patienter jusqu'à ce qu'une force le propulse dans l'action. Constatez que je ne parle plus des acouphènes. Lucas non plus d'ailleurs. Il va réfléchir aux avantages et aux inconvénients à aller dans un sens ou dans un autre. Cela peut accélérer le processus de dynamisation. Finalement il se rend compte qu'il a plus intérêt à travailler qu'à rester chez lui à écouter ses acouphènes.*

Si comme dans la plupart des cas, les patients accrochent et atteignent l'objectif, les acouphènes diminuent et disparaissent enfin. Il arrive que des patients préfèrent rebrousser chemin.

**Charlotte** *a trouvé son conjoint tellement gentil depuis qu'elle a des acouphènes qu'elle a arrêté la thérapie dès la prise de conscience, sans attendre d'envisager une autre solution. Les avantages les garder étaient bien supérieurs à ceux de les perdre.*

Certains patients n'ont pas accès aux perturbations profondes qui les animent. Ils ne se souviennent pas, Ils n'établissent aucun lien. Leur apparence et leur discours sont pourtant discordants. Ils peuvent raconter en souriant, les pires situations vécues. La dissociation est un mécanisme de défense normal en présence d'évènements difficiles. Elle permet d'éviter la souffrance. Le traitement des troubles dissociatifs en EMDR nécessite une formation spécifique des praticiens.

J'ai lu sur Internet sur le site d'une association renommée qu'on commençait à tenir compte des causes. Enfin ! Mais il est précisé qu'elles n'étaient pas faciles à retrouver. Je ne suis pas d'accord. Il suffit de prendre son temps. Les personnes sentent si elles peuvent se confier ou non. La disponibilité du praticien, son empathie, son savoir-faire y sont pour beaucoup. Le métier de psychothérapeute s'apprend !

Il arrive parfois mais c'est très rare, que des personnes n'aient aucun souvenir des causes de survenue de l'acouphène. J'utilise alors l'EMDR en prenant le symptôme pour cible de départ. Les souvenirs surgiront ou non, ce n'est pas important. Parfois la séance se déroule de telle façon que le sujet reste uniquement dans la sensation qui diminue et disparaît. Il se met à percevoir son symptôme « autrement ».

**L'entente du psychothérapeute psychosomaticien avec ses correspondants**

L'entente du psychothérapeute psychosomaticien avec ses correspondants qu'ils soient ou non médecins, passe par l'information et la documentation. Très peu d'ORL sont aussi psychothérapeutes.
L'ORL devra alors travailler en complémentarité avec des psychothérapeutes. Il est important qu'ils s'informent mutuellement dans l'intérêt des patients. Les psychothérapies sont multiples et variées. C'est au thérapeute de choisir sa pratique et ce qui lui semble le plus adapté. L'ORL se doit d'informer en procurant les résultats des bilans réalisés et des techniques utilisées.
Audioprothésistes et psychothérapeutes travailleront aussi en collaboration. Pour se sentir en confiance les patients sont sensibles à l'harmonie de l'équipe pluridisciplinaire constituée. Il arrive que le patient ne tienne pas à ce que son médecin traitant et son ORL soient au courant, c'est son droit. Il doit alors faire la preuve qu'il a pratiqué tous les examens nécessaires.

## Raconter des histoires de cas

Quand le patient doute par manque d'informations, il est important de lui proposer un cadre de thérapie structuré et des moyens thérapeutiques qui ont fait leurs preuves. Lui raconter les histoires de patients dont les acouphènes ont disparu, celles de patients qui n'en sont plus gênés lui redonne espoir. En voici quelques unes. Elles montrent non seulement le rôle curatif du traitement, mais aussi son rôle préventif dans la survenue d'une maladie plus grave[81] comme la maladie de Menière par exemple. Les croyances et les loyautés familiales agissent en véritables sorcières maléfiques.

*Pourquoi **Nathan** croit-il encore sa mère à son âge ? Il a plus de quarante ans. Il occupe un poste avec des responsabilités importantes. Il a plusieurs employées. Il est marié et a deux enfants. Il déjeune avec sa mère une fois par semaine et il lui raconte sa vie. Voici ses propos:*
*- J'ai des acouphènes comme ma mère. Quand je le lui ai appris, elle m'a dit : « tu en prends pour trente ans comme moi ! ». Docteur, ça va durer trente ans ?*

A l'inverse combien de fois ai-je entendu les patients trouver *normal* que les acouphènes perdurent « puisque leurs pères en ont toujours eu ». Comme si c'était inéluctable. Les questions ouvertes ont permis de mettre en évidence la profession des pères. Ils travaillaient dans des ambiances sonores ce qui n'était pas le cas des fils. Ces derniers souffraient d'un catarrhe tubaire. Ils n'ont jamais été comme leurs pères, exposés à des bruits intenses.
Avec un peu de recul on peut considérer qu'il n'y a aucun lien entre les acouphènes des fils et ceux des pères. Faut-il qu'ils se ressemblent à tout prix, jusque dans la souffrance ?

---

[81] En parlant de maladies graves, il n'est question ni des cancers, ni des psychoses qui ne font pas l'objet de cet ouvrage.

Quelques séances de trois-quarts d'heure de thérapie cognitive ont permis d'éviter le passage à la chronicité d'acouphènes survenus au décours d'une inflammation.
Les patients rangeront à sa juste place, l'idée qu'ils se faisaient de leurs symptômes. La loyauté familiale n'aura pas d'emprise sur leur symptomatologie. Seul le patient peut se défaire de sa loyauté.

La relation au père ou à la mère ou au conjoint qui *crie tout le temps*, peut être traitée de la même façon. Quand le problème de communication disparaît, il n'est pas rare qu'il en soit de même du symptôme.

**L'être est psychosomatique.**

Peut-on encore parler de « vrais » malades biologiques et de « faux » malades émotionnels lorsqu'on connaît les données de la biologie et l'incidence prouvée des émotions sur le système neuromusculaire, le système neuroendocrinien, l'axe hypothalamo-hypophysaire, l' immunité et la génétique ?

Il arrive que des patients atteints d'otospongiose s'interrogent sur la transmissibilité des gènes :
- Pourquoi moi et non pas mes frères et mes sœurs ?
- Que s'est-il passé dans la famille pour en arriver là ?
- Pourquoi une surdité et des acouphènes persistent alors que le chirurgien a dit que tout allait bien ?

Nous entrons là dans le cadre de la psychogénéalogie et de la transmission génétique mais pas seulement :

***Jacinthe** souffre d'une otospongiose droite. Elle se souvient. Petite, elle était placée à table à la gauche de son père. Les repas étaient invivables. Le père criait tout le temps. Elle en* *conclut « J'ai dû bloquer mon oreille pour ne pas l'entendre ».*

Plusieurs patients en sont arrivés à la même conclusion.

La thérapie ne va pas traiter l'otospongiose constituée (calcification du ligament de la platine de l'étrier) mais l'origine supposée du conflit s'il perdure. Les acouphènes survenus dans les suites de l'opération ne seront plus le centre du problème. Si Jacinthe apprend à s'affirmer face à un père despote et vieillissant, ce sera gagné.

**Prévention**

*« Comme ça j'éviterais peut-être un Menière ! »*

**Mathilde**, *d'aspect très jeune se plaint de sifflements et d'une surdité de perception avec sensation d'oreille bouchée. Les troubles datent de quatre mois. Elle ne se plaint pas de vertiges. D'emblée, elle est orientée vers ma consultation de psychosomatique par un confrère ORL. Elle a été surprise par son diagnostic de « trouble psychosomatique*[82] *».*

*Elle a attendu trois mois avant de se décider à consulter, ce qui lui a permis de réfléchir.*
*Une semaine avant le rendez-vous, les sifflements ont disparu ( ?).*
*Elle aimerait comprendre ce qui lui arrive. Aujourd'hui, seule persiste la sensation d'oreille bouchée.*

Déjà, nous avons obtenu plusieurs indices. Même si des patients sont gênés par leurs troubles, ils attendent (parfois trop longtemps) avant de consulter. Avoir mis l'accent sur la

---

[82] Les patients ne connaissent pas ce terme qui nécessite quelques explications (voir :page 13 et 65).

possibilité d'un lien entre le somatique et le psychique, a déclenché une introspection. La patiente le dit d'elle-même que *cela lui a permis de réfléchir*.

C'est pourquoi semble-t-il, dès la première séance, elle accepte l'idée qu'il puisse y avoir un lien. C'est probablement pourquoi aussi, les associations d'idées s'établissent rapidement et se multiplient au fur et à mesure de l'entretien. Le mot *psychosomatique* a produit chez elle, un effet *hypnotique*. Elle a été très étonnée par la *disparition des acouphènes* une semaine avant la consultation. Je l'ai noté sans rien dire, (pourquoi *avant* ? et pourquoi *une semaine* ?) pensant le rappeler au moment opportun. L'explication viendra d'elle-même quelques séances plus tard.

*Elle est divorcée après un mariage de 7 ans. Alors qu'elle était adolescente, ses parents ont quitté une dictature et sont arrivés en France où elle s'est mariée assez vite. Elle n'a jamais eu d'enfant parce qu'elle sentait que sa relation était en dents de scie et non sécurisante.*
*Après avoir écouté sa plainte, j'ai imaginé qu'il s'agissait en fait d'une problématique obstétricale ou gynécologique.*

J'ai reçu une patiente peu de temps auparavant qui se présentait de la même façon. Alors qu'elle consultait un ORL, le discours concernait le mariage, la mésentente conjugale, le désir d'enfant et une pathologie obstétricale. Ecoutons ! Je l'interroge :

- *Que s'est-il passé il y a quatre mois ?*
- *Les acouphènes sont survenus après une intervention sur mon utérus (bien vu !). J'ai consulté plusieurs chirurgiens qui voulaient tous pratiquer une hystérectomie. J'ai refusé, poussée par mon désir d'enfant. J'en ai trouvé un, une femme, qui a bien*

*voulu enlever le fibrome par les voies naturelles conservant la matrice[83].*
- *Vous comprenez, c'est important pour une femme. Les sifflements et la surdité sont apparus après mon intervention.*

Puis elle se souvient:
- *Quelques années plus tôt, après une discussion téléphonique avec ma mère, des sifflements sont survenus.*

La patiente a pris le temps de réfléchir trois mois. Elle a établi des liens entre plusieurs situations et l'apparition des sifflements. Elle m'interroge sur la physiologie de l'oreille.

*La sensation d'oreille bouchée dont elle se plaint maintenant, est différente de celle d'un catarrhe tubaire. Elle le sait car elle a déjà été enrhumée avec les oreilles qui craquent et qui se bouchent. Cette fois, c'est différent. Elle se montre intriguée. Pourquoi les sensations sont-elles particulières ?*

Je pense à la maladie de Menière. (Compte tenu de ce qu'elle évoque, le terrain me semble favorable. En général quand ce confrère m'adresse un patient pour une prise en charge psychosomatique, il y a de fortes chances qu'un « Menière » soit au rendez-vous).
Seul le patient sait ce qu'il ressent. Mathilde se connaît bien apparemment. Elle est à *l'écoute* de ses perceptions. Je réponds à ses questions sur l'anatomie et le fonctionnement de ses oreilles. Elle a besoins de comprendre ce qui se passe. Je lui fais confiance, elle établira des liens en *connaissance*

---

[83] Il s'agissait d'un myome d'où le terme de myomectomie . Une permet de préserver les organes génitaux dans leur totalité ceci afin d'autoriser une future grossesse.

*de cause.* Ses *somatisations* sont en lien avec ce qu'elle ressent et pense.

*Je lui explique simplement pourquoi apparaissent des acouphènes, une surdité et la sensation d'oreille bouchée. Sur la maquette devant ses yeux, je montre l'anatomie du labyrinthe membraneux qui peut se dilater sous l'effet de l'augmentation de la pression des liquides à l'intérieur de la membrane du sac endolabyrinthique.*

*Elle interroge très intéressée:*
- *Comment réagit l'os du rocher sous l'effet de la pression des liquides ?*
- *L'os est incompressible.*
- *Alors ce sont les cellules nerveuses de l'oreille interne qui vont souffrir ?*
- *Oui.*

La « conversation » aurait pu durer longtemps. Ce n'était pas le but de la prise en charge. L'heure avançait et comme elle était domiciliée loin de mon cabinet médical, j'avais pour objectif de lui fournir d'autres explications afin qu'elle exprime ses émotions. En psychosomatique, on « passe » et on « repasse » sur le symptôme. Je reformule en lui rappelant ce qu'elle avait évoqué (j'avais remarqué une certaine irritation quand elle a parlé de l'hystérectomie proposée par un gynécologue « homme » et de la joie quand une gynécologue « femme » lui a proposé une myomectomie. J'avais aussi entendu l'irritation du ton de sa voix quand elle parlait de sa mère.

*Elle rebondit à l'évocation de ces propos. Je perçois de nouveau son irritation. Je la questionne sur ce qu'elle ressent. Elle ne nomme pas la colère. Le temps passant (trois-quarts d'heure ce n'est pas toujours suffisant), je lui renvoie ce que je perçois :*

- *Vous savez ou peut-être ne savez-vous pas, que des personnes qui devraient ressentir de la colère dans certaines circonstances ne se le permettent pas. Elles ont tendance à somatiser ! D'autres ne la ressentent même pas.*

*La patiente « accroche » en précisant qu'elle n'a jamais eu de bonnes relations avec sa mère. Bien que vivant dans un pays difficile, elle n'a jamais manqué de rien, mais elle était toujours en conflit avec « cette femme rigide ». Elle exprime toute sa colère envers elle et ce régime où il n'est pas donné la possibilité de vivre librement. Elle est d'accord pour revenir et précise, ironique : «Comme ça j'éviterai peut-être un Menière!».*

Au début de la séance suivante, Mathilde interroge :
- *Pourquoi l'audition est-elle revenue une semaine avant la consultation ?*
- *Oui, pourquoi, c'est une bonne question. A votre avis ?*

*Il semblerait qu'à l'occasion des fêtes du moment, elle soit retournée dans sa famille avec laquelle les relations ont été agréables. Le régime politique dont elle a souffert a été destitué ce qui a provoqué un grand soulagement.*

A la suite de quoi la patiente n'a plus parlé de ses symptômes. Ce n'était plus le problème.
J'aurais pu penser que la disparition des acouphènes, juste une semaine avant la consultation avait un lien avec la consultation, mais en fait le soulagement ressenti par la patiente, à la suite de la bonne entente avec sa famille, la joie des retrouvailles, et la destitution du régime politique, ont dû

faire chuter la pression du liquide endolymphatique. Comment savoir ?

Si les patients disent sentir monter la pression, ou pleurer dans leurs vestibules quand ils sont en colère ou tristes, aucun d'entre eux n'a encore évoqué jusqu'à ce jour, « sentir baisser la pression » quand tout va bien. Ils ressentent un soulagement. Lorsqu'ils pleurent, remarquant que cela ne leur est pas arrivé depuis longtemps, les vertiges, la sensation d'oreille bouchée ou les acouphènes disparaissent. Le constat est souvent immédiat.

Quelques mois plus tard, Mathilde consulte pour un contrôle, il s'agit de la troisième séance, la dernière étape, celle de la réussite. Elle est venue profiter de ses lauriers et la séance a été joyeuse :
- *J'ai rencontré un homme avec lequel je viens d'emménager et si tout va bien j'envisagerai une grossesse.*

L'approche psychosomatique est capable d'influer sur le cours de la maladie et d'en modifier les traitements. C'est vrai ! Mais avec modestie, je peux aussi constater que c'est tout de même **le patient** qui **se guérit**.

Mathilde a fait un énorme travail toute seule avant et entre les séances, un beau travail, aidée par les circonstances de la vie qui lui ont été favorables. Elle a su prendre aussi ce qui était bon pour elle. Ce témoignage qui est loin d'être unique, nous conduit à penser que la prise en charge psychosomatique est non seulement curative mais peut être aussi préventive. Elle est active. Il s'agit d'un jeu subtil entre deux êtres, ce qui laisse à penser au rôle de l'alliance entre le thérapeute et son patient, le patient et son thérapeute. La qualité de cette alliance a été reconnue comme facteur de réussite au même titre que l'adhésion du thérapeute à sa pratique[84].

**Les résultats**

En général, la première consultation suffit à éclaircir la situation, mais l'analyse fonctionnelle peut s'étaler sur plusieurs séances en fonction de la gravité des troubles et de la personnalité du sujet. En moyenne, en une dizaine de séances, la symptomatologie a très nettement diminué, elle ne représente plus le cœur du problème, le patient a compris qu'il est nécessaire de traiter « autre chose ».
Parfois plusieurs années sont nécessaires, c'est fonction de la gravité et de nombreux autres facteurs psychopathologiques ou environnementaux. Ceci reste rarissime.

---

[84] Conclusion de la « table ronde » au congrès annuel de thérapies comportementale et cognitive en décembre 1995, réunissant psychanalystes, comportementalistes, hypnothérapeutes et autres praticiens. On ne parlait pas encore d'EMDR à l'époque.

# CONCLUSION

**L'originalité de cette étude porte sur *les causes à l'origine des symptômes* alors que dans la littérature il est plutôt question *des conséquences des acouphènes* sur l'anxiété et la dépression des patients.**

La prise en charge psychosomatique est globale car il n'est pas possible à mon sens de traiter une personne sans tenir compte :
- de ce qu'elle et sa famille ont vécu par le passé
- de son présent
- de l'anticipation et la projection dans l'avenir.

De nombreux exemples ont tâché de mettre en relief ces idées.

**En général**

La plupart du temps, les patients présentant des acouphènes sont satisfaits des consultations car les spécialistes ORL sont tout à fait compétents pour répondre à la demande médico-chirurgicale. L'empathie elle, est une affaire de personne.

Une fois les bilans réalisés, les ORL, les médecins généralistes et autres spécialistes vont prendre en charge leurs patients et leur administrer les traitements adéquats et la plupart du temps satisfaisants.

**La prise en charge psychosomatique allant au cœur de la problématique des patients, leur permet de relativiser et de traiter ce qui ne va pas dans leur vie, avec pour conséquence une amélioration allant jusqu'à la disparition de la symptomatologie.**

Lorsque je reçois en première intention une personne souffrant d'acouphènes, je reste ORL avant tout. Si elle émet des signaux mettant « la puce à l'oreille » témoignant d'un trouble psychosomatique, je lui explique quelle est mon orientation. Je reste prête à l'écouter et lui suggère de prendre un rendez-vous de trois-quarts d'heure la prochaine fois.

Dans le cadre psychosomatique ORL tenant compte de l'intrication d'une multitude de facteurs à explorer, le pourcentage de personnes souffrant d'acouphènes récalcitrants reste minime.

Rien ne se fait sans la participation du patient. Le psychothérapeute tient compte de la motivation du sujet. Une telle prise en charge ne va pas sans provoquer des désagréments car la psychothérapie réactive des émotions. C'est vrai, mais les Thérapies comportementales et cognitives de même que la thérapie de désensibilisation et de retraitement de l'information par les mouvements oculaires (EMDR qui cherche aussi à réactiver les ressources), toutes deux reconnues par la Haute Autorité de Santé en France depuis 2008, pratiquées dans un cadre protecteur, permettront de désensibiliser les émotions et de trouver des solutions. Ce passage par l'exposition aux situations problématiques est nécessaire pour guérir. Après cela, quel soulagement !

**La plupart du temps, la prise en charge psychosomatique met à l'abri des récidives.**

Dans la mesure où les sujets comprennent les raisons pour lesquelles leurs troubles sont apparus, une fois qu'ils ont traité leurs émotions et les croyances qui les soutenaient, alors qu'ils ont appris ce qui leur était possible de faire pour les traiter, ils n'ont plus besoin de courir à la recherche d'eux-mêmes en multipliant les consultations.

> Cette approche traite la personne dans sa globalité pour peu qu'elle le souhaite et évite ainsi le nomadisme médical.

Personne n'est à l'abri d'être confronté à de nouvelles situations difficiles. C'est pourquoi, quelques patients sont revenus en consultation pensant que leurs acouphènes étaient de nouveau là. En fait, fragilisés par de pénibles évènements de la vie, ils se sont interrogés : « Que sont devenus mes acouphènes ?». Les cherchant, ils les ont « retrouvés » dans leur mémoire ce qui est normal en soi puisque l'oreille fabrique du bruit. Quelques séances alliant les TCC, une révision des techniques d'Affirmation de soi dans les situations qui les préoccupent, l'hypnose, la Mindfulness et/ou l'EMDR ont permis de remettre les pendules à l'heure. Nous avons traité le retentissement psychologique du nouveau traumatisme et non pas agi spécifiquement sur les acouphènes. En conséquence de quoi ceux-ci « ont disparu » ou n'ont plus constitué l'objet d'une souffrance. En quelques séances, les sujets se sont de nouveau sentis GUERIS.

# REMERCIEMENTS

Je remercie tout particulièrement mes
- enfants et amis
- psychanalyste et psychothérapeutes
- formateurs
- lecteurs : Jean-Christophe Leblet, Laurent Piffaut, Zoé Piffaut, Ludivine Louboutin, Alain Dubuis, Hélène Dellucci et Isabelle André.

Leurs réflexions m'ont été d'un grand apport, leur présence un immense soutien.

Un remerciement particulier au Professeur Christian Dubreuil qui a su me faire confiance et aussi à mes confrères de la région lyonnaise ou d'autres contrées qui régulièrement m'adressent leurs patients pour une prise en charge psychosomatique dans ma spécialité.

Un grand merci à ceux, patients et professionnels de tous bords qui m'adressent des messages d'encouragements auxquels je reste très sensible. Il vous est possible de continuer cette correspondance en utilisant l'adresse suivante : acouphenes69110@orange.fr. Ils rendent un grand service aux personnes qui souffrent et désespèrent. Je les transmettrai sur le blog d' « api.listen.over-blog.net ».

# INDEX

# ACRONYMES

| | | |
|---|---|---|
| A.D.S | Affirmation de soi | |
| A.T | Analyse transactionnelle | |
| B.A.S.IC<br>I.D.E.A | B | comportement |
| | A | affects associés |
| | S | sensations associées |
| | I | imagerie mentale |
| | C | cognitions |
| | I | relations interpersonnelles |
| | D | drogues et problèmes physiques |
| | E | expectations (attentes) du client |
| | A | attitude du thérapeute |
| D.S.M. IV | Manuel diagnostic et statistique des troubles mentaux. | |
| E.M.D.R | Eye Movement Desensitization and Reprocessing.<br>Thérapie de désensibilisation et de retraitement de l'information par les mouvements occulaires | |
| I.R.M | Imagerie par résonance magnétique | |
| O.R.L | Oto-rhino-laryngologie | |
| P.E.A | Potentiels évoqués auditifs | |
| P.E.V | Potentiels évoqués visuels | |
| P.E.S | Potentiels évoqués somesthésiques | |
| P.E.O | Potentiels évoqués olfatifs | |
| P.M.I | protection maternelle et infantile | |
| P.T.S.D | :Post-traumatic stress disorder | |
| R.E.M | Rapid Eye Movement | |
| .S.E.C.C.A (grille) | Situation Emotion, Cognitions, Comportements, Anticipation | |
| T.C.C | Thérapies comportementales et cognitives | |
| T.R.T | Tinnitus Retraining Therapy | |
| V.N.G | Vidéo-Nystagmographie | |

**Classification des facteurs de stress selon leur intensité décroissante (R.A. et H.E. Holmes).**

| | |
|---|---|
| 100 | Mort d'un conjoint |
| 73 | Divorce |
| 65 | Séparation d'avec sa femme ou son mari (ou concubin) |
| 63 | Temps passé en prison: |
| 63 | Mort d'un parent proche |
| 53 | Blessure ou maladie |
| 50 | Mariage |
| 47 | Licenciement |
| 45 | Réconciliation avec sa femme ou son mari |
| 45 | Retraite |
| 44 | Ennui de santé d'un parent proche. |
| 40 | Grossesse |
| 39 | Problèmes sexuels |
| 39 | Arrivée d'un nouveau membre dans la famille |
| 39 | Problèmes d'affaires |
| 38 | Modification de situation financière |
| 37 | Mort d'un ami intime |
| 36 | Changement de situation |
| 35 | Multiplication des disputes conjugales |
| 31 | Hypothèque ou dette |
| 30 | Saisie d'une hypothèque ou échéance d'un emprunt |
| 29 | Changement de responsabilités professionnelles |
| 29 | Fils ou fille quittant la maison |
| 29 | Problèmes avec les beaux-parents |
| 28 | Exploit personnel marquant |
| 26 | Épouse se mettant à travailler ou s'arrêtant de travailler |
| 26 | Début ou fin de scolarité |
| 25 | Changement de conditions de vie |
| 24 | Modification d'habitudes personnelles |
| 23 | Difficultés avec un patron |
| 20 | Changements d'horaires ou de conditions de travail |
| 20 | Déménagement |
| 20 | Changement d'école |
| 19 | Changement de loisirs |
| 19 | Changement religieux ou de croyance |
| 18 | Changement d'activités sociales |
| 17 | Hypothèque ou emprunt |
| 16 | Changement dans les habitudes du sommeil |
| 15 | Changement de rythme des réunions de famille |
| 15 | Changement des habitudes alimentaire |
| 12 | Vacances |
| 12 | Noël |
| 11 | Amendes ou contraventions |

# REFERENCES
## ASSOCIATIONS DE PSYCHOTHERAPEUTES
**Fournissant les listes de praticiens certifiés**
**A consulter sur Internet**

IFAT Institut français d'analyse transactionnelle :
*www.**ifat**.net*

AFTCC Association française de thérapies comportementales et cognitive :
*www.**aftcc**.org*

EMDR France :
*www.emdr-france.org*

Résilience Psy : *www.**resilience-psy**.com*

IMEL Lyon (hypnose) Institut Milton Erickson.com:
*www.imelyon.com*

API Listen: Association pluridisciplinaire d'initiation à l'ORL psychosomatique et fonctionnelle :
*www.api.listen.overblog.net*
*acouphenes69110@orange.fr*

# BIBLIOGRAPHIE

Alleysson Elyane L'Analyse Transactionnelle aujourd'hui. Interview REEL n°76 et 77

Ancelin Shudzenberger Anne. Aïe mes Aïeux Ed La Méridienne.

André C, Lelord F, Legeron P. Le stress, Editions Privat, Toulouse, 1998.

Andreas Steve, Faulkner Charles. La P.N.L, nouvelle technologie d'accomplissement .Paris . La Méridienne. Desclée de Brouwer, 1996.

Arcas G. « Guérir le corps par l'hypnose et l'autohypnose », Sand, 1997, France

Arcas G. « Hypnose Ericksonienne et acouphènes », Phoenix, n°17, décembre 1992, France

Arnold T. GABA A. Receptor modulates the activity of inner hair cell afferents in guinea pig cochlea. Hearres 1998, 123(1-2):pp147-153.

Axtell Roger E. Le pouvoir des gestes .Guide de la communication non verbale.

BensabaT S. Vive le Stress. Collection "RÉPONSES" - Éditions Robert Laffont.

Berne Eric. Des Jeux et des hommes. Ed Stock.1988.

Berne Eric. Que dites-vous après avoir dit bonjour. Ed TCHOU. 1988

Boisvert JM et Beaudry M. Savoir s'affirmer et communiquer. Edition de l'homme, Montréal diffusé en France par Inter Forum. Paris.

Brandt T, Huppert D, Dieterich M. Phobic postural vertigo: a first follow-up. J Neurol (1994) 241:191-195. Germany.

Cartmel Gerald. « Les Dysfonctionnements cognitifs dans les troubles psychosomatiques ». AAT Vol 18 N° 69 janvier 1994 p15-23.

Cannoni M, Pech A, Zanaret M. Neurotomie vestibulaire dans la maladie de Ménière. A propos de 77 cas. Annales ORL et chir. cervico-facial 1985 ; 102(8):551-60.

Chevalier jean et Gheerbrant Alain. Dictionnaire des symboles. Ed Laffont

Chéry-Croze JS. Le traitement central du signal de l'acouphène: conceptions récentes et application à la thérapeutique. Les cahiers de l'Audition 8: p7-10.1995

Chéry-Croze JS .Les acouphènes : données récentes. In : Hallucinations auditives, perspectives actuelles. JP. Luauté Ed., Neuropsy News, 2(4) : 120-130. 2003

Claes J et Van de Hening Ph. Acta oto laryngo 2000

Cosnier J. Explorer nos émotions .Le journal des psychologues.119 (Juillet 1994) .p 51-55.

Cosnier J. Psychologie des émotions et des sentiments .Ed Retz. 1994

Cottraux Jean. La répétition des scénarios de vie Edition Odile Jacob Juin 2001.

Cottraux Jean, Ladouceur, Fontaine. O. Thérapie comportementale et cognitive. Gestion du stress quotidien. p 41-46 .Ed Masson 1992.

Cottraux. Jean, Ladouceur. R, Fontaine. O. Thérapie comportementale et cognitive .troubles psychosomatiques. p 203-228 .Ed Masson 1992.

Cottraux. Jean. Psychosomatique et médecine comportementale Ed Masson. Médecine et psychosomatique.1981.

Cottraux, J. et Blackburn, I.M. Thérapies cognitives des troubles de la personnalité. Masson, 1995.

Coulon E. Les acouphènes ou l'impossible silence. Thèse pharmacie. Rouen. 2002

Cungi Charly. Savoir s'affirmer. Editions Retz.

Cungi Charly et Druon Note Ivan. Faire face à la dépression. Ed RETZ.1999

Dantzer Robert. Les émotions. Edition PUF, Collection Que sais-je ? 1993.

Dantzer Robert. L'illusion psychosomatique. Editions Odile Jacob, 1989. Points, Seuil, 1992. Ouvrage sur les relations stress-maladie.
Dauman, Martin C. Aspects psychologiques des vertiges .Rapport de la société française d'ORL : Troubles de l'équilibre et vertiges 1997.Chapitre III .p171-175.
De Bardo Ludmilla et Boris. La NEZvraxothérapie. Editions Camugli Lyon. 1988.
Demiaz M. « Thérapie d'habituation : synthèse et quelques précisions », Tinnitussimo,
n°18, octobre 1997, France
Demiaz M. « Monsieur Tinnitus consulte le Docteur Tiarti », Tinnitussimo, n°20, avril
1998, France
Dethy Michel. Maladies psychosomatiques et troubles de la sexualité. Chronique sociale. Lyon. 1992.
De Waele C. Le système de contrôle du regard et de la posture : une étude combinée in vivo et in vitro. Thèse de doctorat ès sciences .Université Paris 6 1993.
Devroede Ghislain : Coauteur avec Anne Ancelin Schützenberger. «Ces enfants malades de leurs parents "
Dolto Françoise. Solitude. Edition Carrère Vertiges.1987.
Dolto Françoise : L'image inconsciente du corps.
DSM IV: Diagnostic and Statistical Manual of Mental Disorders
Dubos Viviane. Les émotions Comment s'en faire des alliées avec les outils de la PNL. ESF. 1993.
Erickson Milton H. Jay Haley – Un thérapeute hors du commun Ed. Epi.
Erickson M.H., ROSSI E.L. « Altération par l'hypnose des processus sensoriels, perceptifs et psychophysiologique », Satas, 2000, Belgique
Escribano Georges. Analyse transactionnelle et psychologie clinique. Psicom Editions. Mars 1992.
Fanget Frédéric. Oser s'affirmer. Ed Odile Jacob
Fehlman Aurore: travail de maturité collège Calvin septembre 2003 Le stress de l'élève : pesante charge ou nécessaire aiguillon ?
Feret, Gilles. La programmation Neuro-Linguistique : un outil pour la communication et la relation d'aide en Médecine Générale. Thèse pour le Diplôme d'Etat de Docteur en Médecine. Université de Bordeaux 11.-1996.
Ferragut Eliane et coll. Emotions et mémoire. Le corps et la souffrance. Ed Masson. Janvier 2004.
François M Banyasz. Approche psycho-ergonomique du stress au travail. 2. Essai de caractérisation des demandes sociales à partir de résultats d'enquête. NS 198. 2000, 31 p.
Freud S: Introduction à la psychanalyse. Ed Payot 1984.
Freud S: les cinq leçons de psychanalyse. Ed Payot
Gibran Khalil. LE PROPHÈTE. Ed. Casterman.
Godin J. « La nouvelle hypnose : vocabulaire, principes et méthodes », Albin Michel, 1992
Godinot, N. (1994). Thèse de DEA de Neurosciences. Perception et catégorisation des odeurs par l'homme. Laboratoire de Neurosciences Sensorielles Comportement Cognition, Université Claude Bernard Lyon 1.

Green André: Le discours vivant : La conception psychanalytique de l'affect, PUF-Quadrige, 2004
Hammond D.C. « Métaphores et suggestions hypnotiques », Editions Satas, 2004, Belgique
Harry S. Boyd. Les classiques de l'AT. Volume 2p 207.
Hellinger Bert. Les fondements de l'amour dans le couple et la famille. Ed le souffle d'or. 2002.
Hornby Nick: La bonté mode d'emploi. .Ed 10/18 Domaine étranger, page 124
Horowitz Elisabeth : Se libérer du temps généalogique.
House W.H. Menière's Disease. Kubler Pub 1999 p 419:
INRS Publications. Le stress au travail. Point des connaissances sur. ED 5021. 2003, 4 p. (format PDF, 460 ko). Départements Homme au travail et Épidémiologie en entreprise
INRS Publications. Stress au travail : diagnostic, évaluation, gestion et prévention. Bilan de la thématique 1998-2002. NS 235. 2003, 55 p. (format PDF, 1,3 Mo)
INRS Publications. Stress aux urgences médicales. Une étude scientifique pluridisciplinaire sur le terrain. Travail et Sécurité, n° 630 juin 2003, pp. 22-25.
INRS Publications Etude sur le stress. A chaque emploi ses contraintes. Travail et Sécurité, n° 628 avril 2003, pp. 35-36.
Jung CG. L'homme à la découverte de son âme. Ed Albin Michel. Paris 1987.
Jones E. La vie et l'œuvre de Sigmund Freud [1953], PUF, Paris, 1958, p. 348.
Josse Evelyne « Hypnose et acouphènes » Article 2000
Keller. P.H. La médecine psychosomatique en question. Le savoir du malade. Ed Odile Jacob. Médecine.1997
Laboratoire Solvay Pharma. Vertiges 97: Les communications du symposium.
Laboratoire. Solvay Pharma. 4th international symposium on Meniere's disease .April Paris 1999.Abstrct book.
Laboratoire UCB Pharma SA. Entretiens avec... Le cerveau .n°14. Juin 1999 .
Legent F, Gourevitch D, Verry E, Morgon AH, Michel O. Prosper Menière, 1999, éd Flammarion.
Legeron P, psychiatre. Un tabou se lève dans les entreprises. Six millions de Français seraient confrontés à une forme de violence dans leur travail .Propos recueillis par Jean-Francis Pécresse. Les Echos 14 octobre 1999
Legeron P. Le stress au travail, Editions Odile Jacob, 2001
Mason JDT., Rogerson DR., Butler JD. « Main Articles - Client-centered Hypnotherapy in the Management of Tinnitus – is it better than counselling ? », The Journal of Laryngology and Otology, Vol 110, February 1996
Magnan J, Freyss, Conraux. Rapport de la société française d'ORL : Troubles de l'équilibre et vertiges 1997.
Mazouaud Jean-François. BA BA Psychogénéalogie. Ed Pardes.2000.
Mercier M, François M. Approche psycho-ergonomique du stress au travail. 3. Prévention, gestion du stress : analyse bibliographique". NS 204. 2001, 43 p.
Mimoun Sylvain. Sexe et Sentiments : Version femme .Ed : Empêcheurs Penser en Rond (1 septembre 1999)
Mimoun Sylvain. Des maux pour le dire. Ed : Poche.
Mimoun Sylvain, Rica Etienne. Sexe et Sentiments : Version homme. Ed : Albin Michel.

Moler A : Où les acouphènes sont-ils produits ? Tinnitussimo, n°24, avril 1999, France

Mollard E. De l'engagement du patient à l'alliance thérapeutique. Phobies, changer les comportements. Le journal des psychologues. Novembre 1993 page 25.

Montain B. Des bruits dans les oreilles : les acouphènes. Ed Tredaniel, 1997

Nagel M. Thérapie d'habituation et modèle neurophysiologique des acouphènes. Tinnitussimo, n°21, juillet 1998, France

Nicolaïdis N et Presse J. La psychosomatique hier et aujourd'hui. Ed Delachaux et Niestle. Collection textes de base en psychanalyse.1995.

Odoul Michel. Dis-moi où tu as mal. Je te dirai pourquoi ; Ed Dervy 1998.

Oestreicher E and coll. Dopamine regulates the glutamatergic inner hair cell activity in the guinea pig hearing research107 (1997) 46-52.

Ohresser Martine: Docteur dites-moi, les acouphènes. Centre d'exploration fonctionnelle. Paris. Ed : IPSEN.

Picard Edmond Marc et Dominique. L'école de Palo Alto. Ed. Retz.

Piffaut Anne-Marie. ORL Phoniatrie et Sexualité. Mémoire de sexologie médicale. 1993

Piffaut Anne-Marie. La prise en charge psychosomatique des vertiges de Menière dans le cadre des thérapies comportementales et cognitives. JF ORL.2001

Piffaut Anne-Marie. Les enjeux de la chanson enfantine dans le développement du langage. Film.1985.

Portmann G: Recherches sur le sac endolymphatique, Résultats et applications chirurgicales. 1926 Acta otolaryngologicum.

Rauch A., 1998, « Corps », Dictionnaire encyclopédique de l'éducation et de la formation, Paris, Nathan.

Richard H Rahe and coll. A model for life changes and illness research. Arch Gen Psychiatry. 31 (1974/08).

Poyet F, Chery Croze S, Truy E, Geoffray B, Les acouphènes. IPSEN, France

Relier Jean Pierre. Adrien ou la colère des bébés. Ed Robert Laffont.

Rossi E. « Psychologie de la guérison – Influence de l'esprit sur le corps », Hommes et Perspectives, Desclée De Brouwer Editions, 1994, France

Romey Georges Dictionnaire de la symbolique II

Roques Jacques. EMDR. Une révolution thérapeutique .Ed Desclée de Brouwer. La méridienne. 2004.

Roques Jacques, Découvrir l'EMDR. Inter Editions, 2008.

Roques Jacques, Guérir avec l'EMDR. Traitement, théorie, témoignages Seuil, 2007.

Rosen Sydney. Ma voix t'accompagnera. . Edition H-G.

Servan-Schreiber D : Guérir le stress, l'anxiété et la dépression sans médicament ni psychanalyse. Ed R Laffont, Paris. 2003

Shapiro F: EyeMovem ent Desensitisation and Reprocessing. New York : Ed. Guilford. 1995

Shapiro Francine, *Manuel d'EMDR. Principes, protocoles, procédures* Inter Éditions, 2007.

Shapiro Francine et Margot Silk Forrest, Seuil, 2005. *Des yeux pour guérir.*

*EMDR : la thérapie pour surmonter l'angoisse, le stress et les traumatismes*
Steiner Claude M. Des scénarios et des hommes. Ed EPI.1974.
Stewart I et Joines V, Manuel d'Analyse Transactionnelle, Inter Editions,
Stora JB, Le stress. Que sais-je. Presses Universitaires de France, 1991.
Tisseron S and coll. Le psychisme à l'épreuve des générations. Clinique du fantôme. Ed Dunod. coll inconscient et culture ? 1995.
Torok Maria. Cryptes et fantômes en psychanalyse. Ed L'Harmattan.
Tournier Paul : Médecine de la personne. Delachaux et Niestlé 1983.
Tran Ba Huy P, Brette MD, Chic M. Maladie de Ménière. Encyclopédie médicochirurgicale ORL, 20205 A.
Traube P. Être psychothérapeute : Du savoir au savoir–faire .Le journal des psychologues.119 (Juillet 1994) .p 56-59.
Ulmer Éric.3000 yeux sous le VNG .VIP n° 4 Janssen Cilag.
Ulmer Eric. La vidéo nystagmographie. Solvay Pharma.
Watzalavick Paul. Faites vous-même votre malheur. Comment réussir à échouer. Ed. Seuil.
Wexler M, Crary WG: Menière's disease: the psychosomatic hypothesis. American Journal Otology 1986 Mar; 7(2):93-96.
Wexler M, Crary WG: Menière's Disease: the psychosomatic disorder? Psychol Rep 1977 Oct; 41(2):603-45.
Yerkes R.M. & Dodson J.D. (1908). The Relationship of Strength of Stimulus to Rapidity of Habit Formation. Journal of comparative Neurology and Psychology. 18,459-482.
Young, J.E. et Klosko, J.S., « Je réinvente ma vie », Les Éditions de l'Homme, 1995
Zwang Gérard : La Fonction érotique. I Les chemins de l'épanouissement sexuel. II Les entraves à l'épanouissement, Ed. Robert Laffont, 1972.

**L'HARMATTAN, ITALIA**
Via Degli Artisti 15 ; 10124 Torino

**L'HARMATTAN HONGRIE**
Könyvesbolt ; Kossuth L. u. 14-16
1053 Budapest

**L'HARMATTAN BURKINA FASO**
Rue 15.167 Route du Pô Patte d'oie
12 BP 226 Ouagadougou 12
(00226) 76 59 79 86

**ESPACE L'HARMATTAN KINSHASA**
Faculté des Sciences Sociales,
Politiques et Administratives
BP243, KIN XI ; Université de Kinshasa

**L'HARMATTAN GUINEE**
Almamya Rue KA 028 en face du restaurant le cèdre
OKB agency BP 3470 Conakry
(00224) 60 20 85 08
harmattanguinee@yahoo.fr

**L'HARMATTAN COTE D'IVOIRE**
M. Etien N'dah Ahmon
Résidence Karl / cité des arts
Abidjan-Cocody 03 BP 1588 Abidjan 03
(00225) 05 77 87 31

**L'HARMATTAN MAURITANIE**
Espace El Kettab du livre francophone
N° 472 avenue Palais des Congrès
BP 316 Nouakchott
(00222) 63 25 980

**L'HARMATTAN CAMEROUN**
Immeuble Olympia face à la Camair
BP 11486 Yaoundé
(237) 458.67.00/976.61.66
harmattancam@yahoo.fr

**L'HARMATTAN SENEGAL**
« Villa Rose », rue de Diourbel X G, Point E
BP 45034 Dakar FANN
(00221) 33 825 98 58 / 77 242 25 08
senharmattan@gmail.com

656321 - Mai 2016
Achevé d'imprimer par

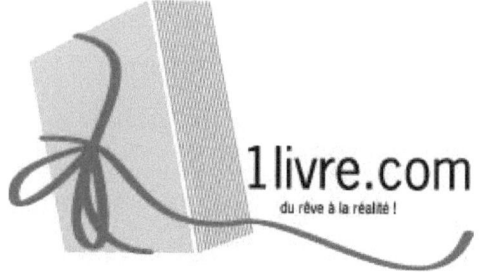